SICILIANO

A YOGA DO AMOR

O Caminho para a Harmonia dos Sentidos

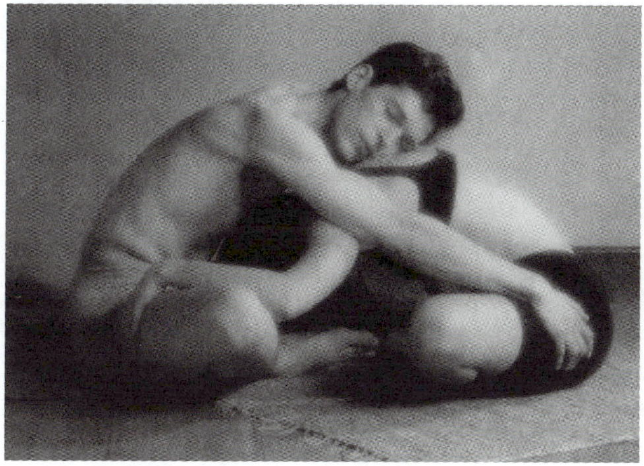

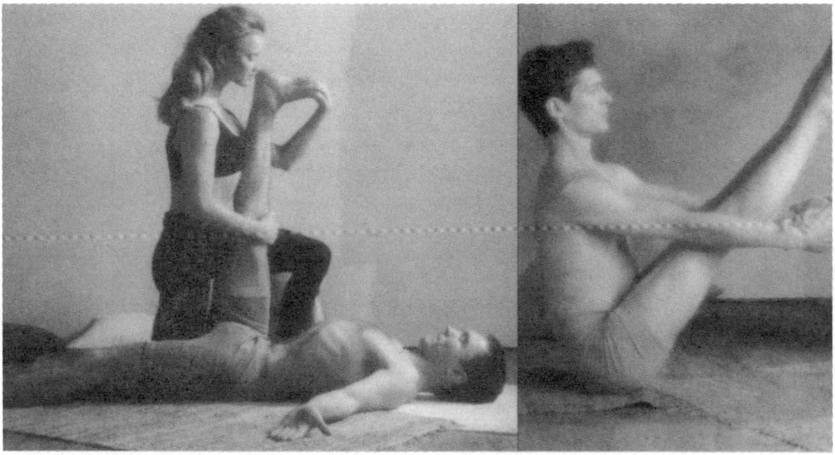

Connie e Robert Dunne Kirby
com Geraldine Ross

A YOGA DO AMOR

O Caminho para a Harmonia dos Sentidos

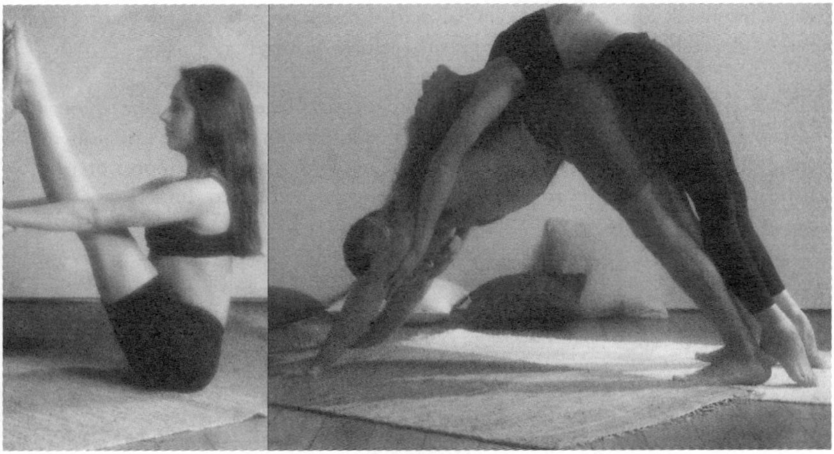

Tradução
MARCELO BRANDÃO CIPOLLA

Fotografias
PETER SHOESMITH

EDITORA PENSAMENTO
São Paulo

Título do original: *Yoga for Lovers*

Publicado originalmente na Grã-Bretanha em 1997 por Smith Gryphon Limited, 12 Bridge Wharf, 156, Caledonian Road, London N1 9UU.

Organizado por Helen Armitage.

Embora tenham tomado o máximo cuidado para garantir a segurança na prática dos exercícios de *A Yoga do Amor*, os autores e a editora se eximem de toda e qualquer responsabilidade por um possível ferimento ou outros efeitos decorrentes da prática das posturas. Os casais devem fazer os exercícios respeitando os limites de cada um dos parceiros.

O primeiro número à esquerda indica a edição, ou reedição, desta obra. A primeira dezena à direita indica o ano em que esta edição, ou reedição, foi publicada.

Edição	Ano
1-2-3-4-5-6-7-8-9-10-11	01-02-03-04-05

Direitos de tradução para a língua portuguesa
adquiridos com exclusividade pela
EDITORA PENSAMENTO-CULTIX LTDA.
Rua Dr. Mário Vicente, 368 — 04270-000 — São Paulo, SP
Fone: 272-1399 — Fax: 272-4770
E-mail: pensamento@cultrix.com.br
http://www.pensamento-cultrix.com.br
que se reserva a propriedade literária desta tradução.

Impresso em nossas oficinas gráficas.

SUMÁRIO

AGRADECIMENTOS

Os autores gostariam de agradecer especificamente a estas pessoas pela ajuda e pela inspiração: Carol-Anne Adams, Nadia Adorni, Andrulla, Chicky, Kim Jacobs, Graham, Ivan Ross, Jamie Roberts, Kate O'Connor, Luke O'Sullivan, Martin, Sean Ross e Simon Trewin. Agradecimentos especiais à equipe da Smith Gryphon: o editor-chefe Robert Smith; a diretora editorial Helen Armitage; o *designer* gráfico Roger Hammond e o fotógrafo Peter Shoesmith. Finalmente, agradecemos de coração aos nossos modelos fotográficos: Edward Clark, Desiree Kongerød, Martin McDougall e Philippa Vasadari.

Os autores e a editora agradecem à Nice Irma's, de Londres, pelos acessórios fornecidos para as fotografias.

Nota dos Autores

A Yoga do Amor é uma forma nova e singular de praticar a yoga, que adapta com a máxima competência os antigos princípios da yoga às necessidades específicas dos casais dos anos 90. Trata-se de uma inovação sem precedentes. Até agora, a yoga sempre foi entendida como um processo solitário no qual o indivíduo, por meio da prática da meditação, dos exercícios e da respiração, chega à harmonia e ao bem-estar. Mas esta técnica inovadora, desenvolvida no decorrer de um período de cerca de 20 anos, nasceu para atender às exigências cada vez mais numerosas de casais que querem trabalhar juntos para melhorar a qualidade da vida em comum e do relacionamento.

Tudo o que você precisa para praticar a *Yoga do Amor* é um pouco de tempo e um lugar confortável. Ela é acessível a qualquer um. Não são necessários equipamentos ou trajes especiais — apenas um companheiro amado! As posturas da yoga adaptadas para *A Yoga do Amor* alongam e afirmam todas as partes do corpo, interna e externamente, mantendo saudáveis e em forma todos os sistemas orgânicos. Foram concebidas para pôr fim às tensões físicas e mentais a fim de libertar os recursos naturais de energia.

Com um texto acessível e fotos inspiradoras, *A Yoga do Amor* é um sistema de exercícios agradável, gradativo e fácil de acompanhar, que pode ajudar as pessoas não só a sentir-se bem consigo mesmas como também a colher os benefícios de um relacionamento melhor umas com as outras. Melhorando a saúde física e mental, a prática regular de *A Yoga do Amor* aumenta a nossa resistência em face de todos os desafios que o estilo de vida tenso e dispersivo do fim deste século XX impõe aos casais.

Dedicado às centenas de casais cujos relacionamentos floresceram com a prática da Yoga do Amor, *e sem os quais este livro jamais teria sido escrito.*

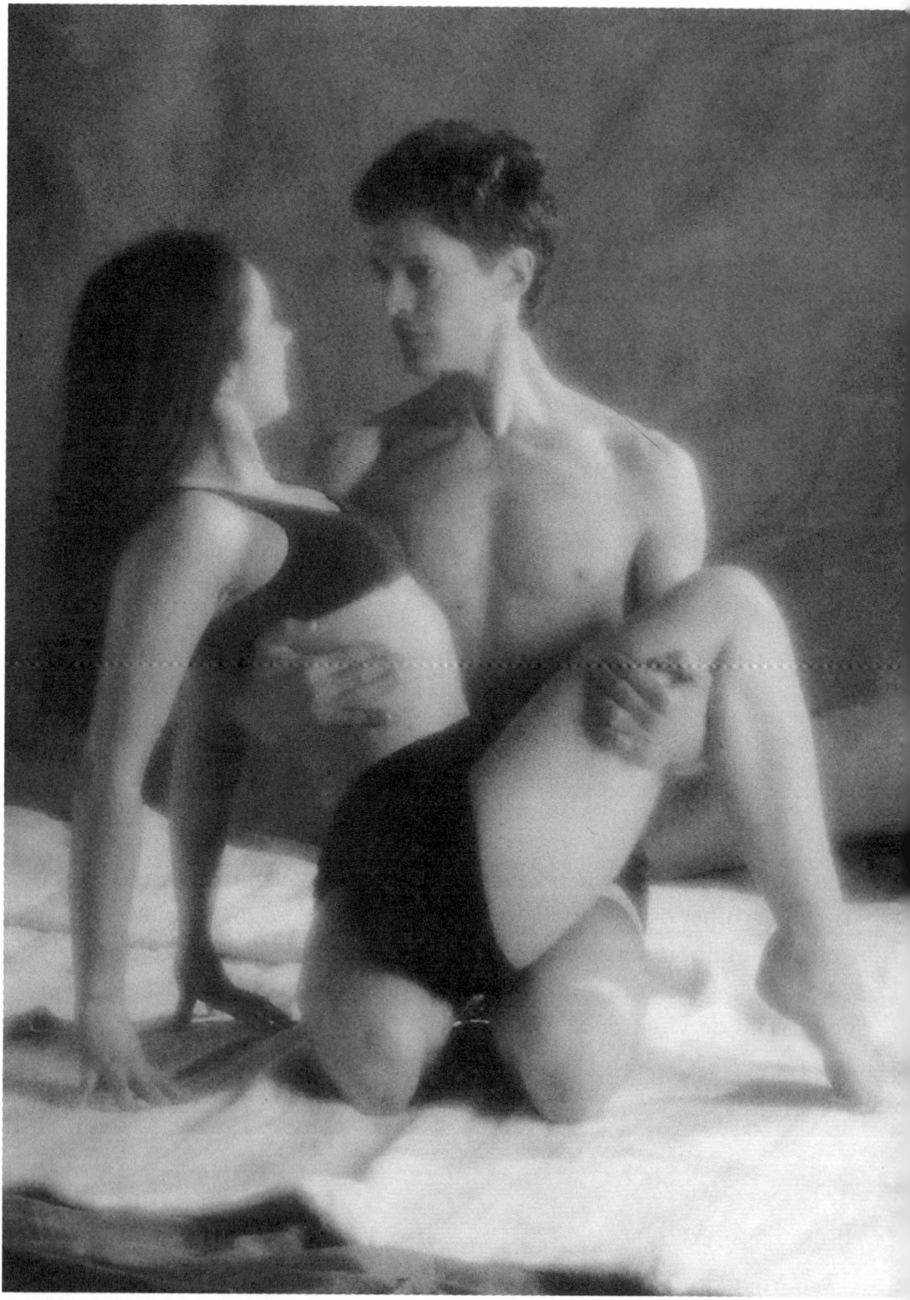

1 PARA COMEÇAR

No nível psicológico, a necessidade mais profunda que temos enquanto homens e mulheres é a de superar o nosso isolamento; sair das masmorras da nossa solidão. O desejo de fusão com outra pessoa constitui o objetivo pelo qual mais lutamos, nossa paixão mais fundamental. É a força que mantém coesa toda a humanidade!

Amar alguém não é apenas um sentimento forte — é uma decisão, um juízo, uma promessa.

Enquanto seres humanos, nós somos dotados de razão; somos dotados de autoconsciência e da consciência dos outros, do nosso passado e das possibilidades do nosso futuro. É essa consciência de nós mesmos enquanto entidades isoladas, essa consciência do nosso isolamento e da nossa solidão, que nos dá medo; aliás, ela é a origem de toda ansiedade.

Em todas as épocas e lugares, pois, as pessoas se confrontam com a questão de saber como superar o isolamento, como chegar à união. Existem muitas respostas a essa pergunta. Alguns buscam a resposta na inconsciência provocada pelas drogas e pelo álcool, outros na repetição constante da união sexual, outros ainda na comodidade e na união do conformismo. E muitos a buscam no estado de paixão.

Nos relacionamentos, quando projetamos nossas imagens positivas um no outro ao mesmo tempo, chegamos àquele estado aparentemente perfeito que se chama estado de paixão, um estado de fascinação um pelo outro. Na qualidade de casal, declaramos então que estamos "apaixonados um pelo outro" e convencemo-nos firmemente de que finalmente encontramos o relacionamento supremo.

O apaixonar-se tem muitos pontos positivos. A maioria das pessoas consegue se lembrar da primeira vez em que se apaixonaram e das emoções inesperadas e poderosas que foram então liberadas. Ter a experiência de apaixonar-se é um meio maravilhoso de abrir-se às coisas do coração. Pode ser a porta de entrada para uma utilíssima expansão da personalidade e da vida emocional. É importante, além disso, porque aproxima os dois sexos e dá início aos relacionamentos. Quer as conseqüências que daí advêm sejam felizes ou infelizes, não há dúvida de que é assim que a vida continua.

A verdade, porém, é que os relacionamentos baseados exclusivamente no estado de paixão nunca duram. Nós, por outro lado, não queremos admitir o fato intragável de que a paixão é incapaz de resistir às tensões do dia-a-dia. Decidimos continuar procurando o homem perfeito ou a mulher perfeita. Por causa disso, muitos preferem ir passando de parceiro em parceiro, sempre buscando o relacionamento definitivo e abandonando-o quando as projeções se esgotam e a paixão acaba. É evidente que, com raízes tão frágeis, não há amor verdadeiro e permanente que possa se desenvolver. A capacidade de amar de verdade, sem exigir do outro coisas impossíveis, é um sinal de maturidade. É quando nós assumimos a responsabilidade pela nossa felicidade ou infelicidade e não exigimos do parceiro que ele nos faça feliz nem o culpamos pelo nosso mau humor e nossas frustrações.

O amor entre duas pessoas só acontece quando nos comunicamos um com o outro a partir do coração da nossa existência. É nessa experiência essencial que se baseia a realidade humana; nela está a vida, nela está o fundamento do amor. O amor, que assim se manifesta, é um desafio constante; não um estado de repouso, mas um caminhar, crescer, trabalhar juntos. Quer haja harmonia ou conflito, alegria ou tristeza, isso é secundário em face de um fato fundamental: que nós sentimos um ao outro com a essência do nosso ser, que estamos unidos um ao outro — pelo fato de estarmos interiormente unidos e não fugirmos de nós mesmos. Eis uma prova simples da presença do amor: a profundidade do relacionamento e a força e a vitalidade das duas pessoas envolvidas. É esse o fruto pelo qual se reconhece o amor.

A Yoga do Amor usa os princípios da yoga para orientar os amantes no desenvolvimento de relacionamentos amorosos maduros e duradouros. O primeiro passo consiste em tomar consciência de que o amor é uma arte, como o viver é uma arte; para aprender a amar, temos de fazer a mesma coisa que faríamos para aprender qualquer outra arte, como a música, a pintura, a carpintaria, a medicina ou a engenharia. É conveniente dividir o processo de aprendizado em duas partes: o domínio da teoria e o domínio da prática. *A Yoga do Amor* é um manual para o domínio da prática.

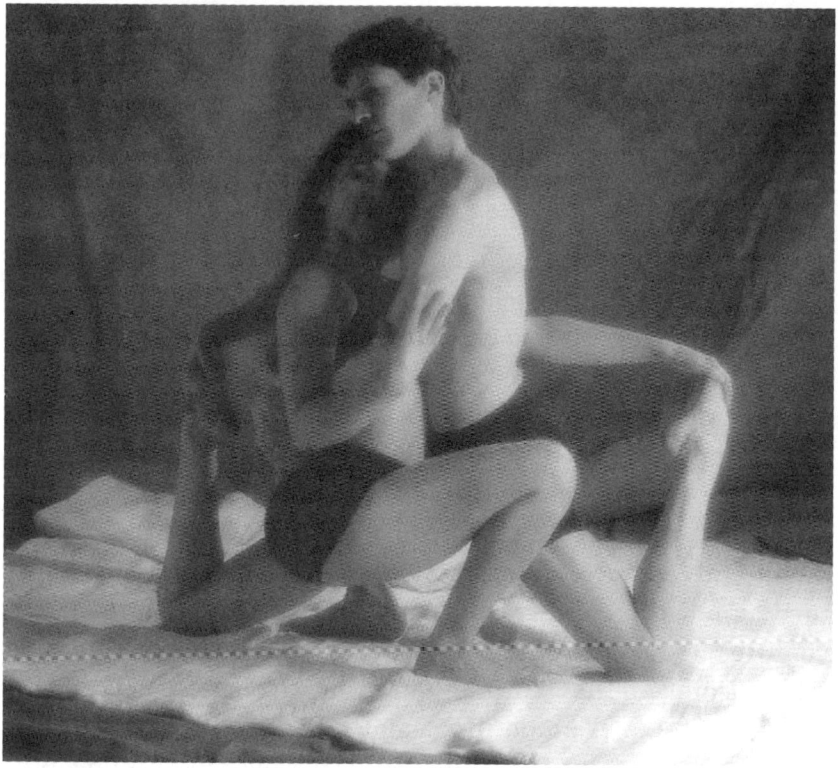

No nível psicológico, nossa necessidade mais profunda é a de superar o nosso isolamento

Por que a nossa cultura descuida tanto do aprendizado dessa arte (o que se evidencia na ineficácia patente das nossas tentativas)? Será porque, apesar do profundo anseio que temos pelo amor, quase todas as outras coisas são consideradas mais importantes? O sucesso, o prestígio, o dinheiro, o poder — investimos quase toda a nossa energia para adquirir conhecimento de como realizar estes objetivos, e não sobra quase nada para o aperfeiçoamento da arte do amor.

Como ocorre na prática de qualquer arte, *A Yoga do Amor* tem alguns pré-requisitos de caráter geral: a disposição de fazer crescer a abertura, a força e a humildade, de fazer uso da paciência, do carinho e do autoconhecimento. Sua prática foi inspirada por muitos seminários realizados no decorrer dos últimos 20 anos. Várias vezes observou-se que, quando os alunos trabalhavam juntos, conduzindo e apoiando uns aos outros na realização das posturas de yoga, a energia da aula mudava. O contato físico íntimo, associado à respiração, ao alongamento e à elevação do corpo, ajudava os alunos a conhecer os relacionamentos de maneira mais profunda e mais significativa.

A Yoga do Amor tem firme fundamento na experiência pessoal: os comentários e inspiração fornecidos pelos casais participantes, de todas as condições sociais, muitos dos quais afirmam que a prática incrementou os aspectos físicos e emocionais do relacionamento. A experiência demonstra claramente que, sem exigir um tempo demasiado, *A Yoga do Amor* pode colaborar para a efetuação daquelas mudanças de estilo de vida que são tão cruciais para a perpetuação de todos os relacionamentos íntimos. A palavra yoga significa literalmente "união". Agora, com esta abordagem dinâmica dos exercícios e do relaxamento yogues, um sem-número de casais estão se aproximando e se unindo de maneira mais profunda e mais feliz em seus relacionamentos.

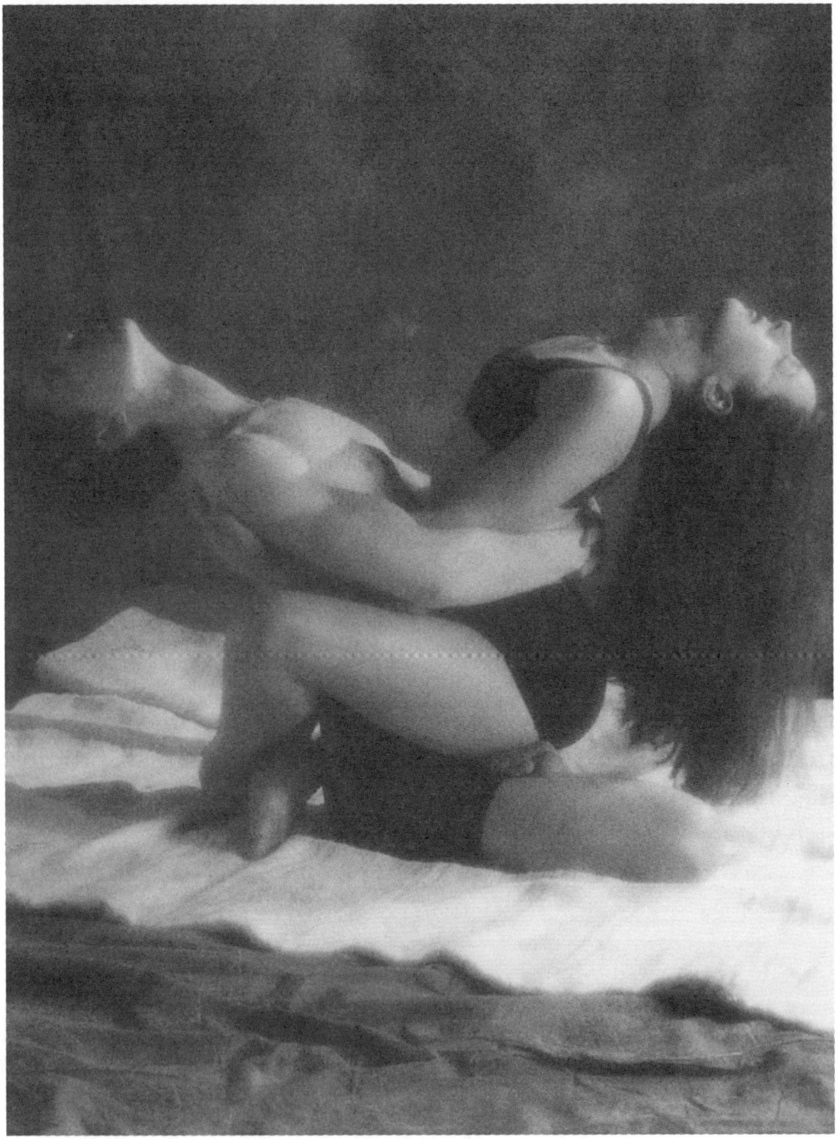

O QUE É YOGA?

A *Yoga do Amor* baseia-se em posturas — chamadas *asanas* em sânscrito, a antiga língua literária da Índia, do tronco indo-europeu — inspiradas pela arte da yoga, uma ciência completa de viver que foi criada há muitos milhares de anos na Índia. A yoga é mais antiga que o cristianismo; é um dos mais antigos sistemas de desenvolvimento pessoal que existem no mundo. A filosofia que está por trás dela se baseia numa compreensão da natureza e das necessidades do ser humano; sua prática envolve a integração da mente, do corpo e da alma; sua chave é o equilíbrio.

No decorrer dos últimos 30 anos, a yoga (do sânscrito *yuj*, "unir, jungir") se popularizou cada vez mais no Ocidente como um meio de estimular a vitalidade, melhorando a saúde e aumentando a capacidade geral de relaxamento. Sua prática vem evoluindo continuamente, à medida que cada nova geração reinterpreta os princípios da arte de acordo com as próprias necessidades. Esta nova yoga, feita para o século XXI, é prática, direta e acessível a qualquer pessoa dotada de um nível elementar de condicionamento físico. Foi posta à prova e aprovada em centenas de seminários e sessões práticas.

BENEFÍCIOS FÍSICOS

As pesquisas da medicina demonstram que a yoga contribui muito para:

- Abaixar a pressão sangüínea.
- Combater enfermidades tão diferentes quanto a artrite, a arteriosclerose, a fadiga crônica, a asma, as varizes e as doenças do coração.

- Aumentar a capacidade pulmonar e melhorar a respiração.
- Reduzir o peso.
- Aumentar a resistência ao *stress*.
- Reduzir as taxas de colesterol e açúcar no sangue.
- Estabilizar e recompor os sistemas naturais do corpo.

BENEFÍCIOS EMOCIONAIS

Os casais relatam os seguintes benefícios emocionais:

- Melhora generalizada na administração das tensões cotidianas.
- Uma comunicação mais aberta e franca.
- Aprofundamento do carinho, da confiança e da compreensão que existe entre os parceiros.
- Intensificação da consciência sensorial.
- Aumento da libido.

OBSERVAÇÕES GERAIS

FAÇA

- Se você tiver um nível elementar de condicionamento físico, está apto a fazer as seqüências de exercícios deste livro.
- Vá devagar, mesmo que já esteja praticando outras modalidades de exercício físico.
- O ideal é que cada sessão de prática seja precedida pelas seqüências de aquecimento do Capítulo 2, "A Yoga do Amor". Pratique as seqüências na ordem em que são apresentadas em cada capítulo.
- Use roupas soltas, nas quais você se sinta confortável.
- Trabalhe descalço sobre uma superfície não-escorregadia.
- Descanse quando o corpo estiver cansado. Seu vigor há de crescer se você praticar com regularidade.
- Relaxe os músculos e nunca force o corpo numa posição de alongamento.

- Entre em cada postura quando você expirar, e depois respire normalmente. Não prenda a respiração, pois isso causa tensão e força demais o corpo.
- Para sair das posturas, tome tanto cuidado quanto você tomou para entrar.

NÃO FAÇA

- Não pratique logo depois de comer.
- Se você sente dores fortes nas costas, não comece a fazer alongamentos sem antes consultar o médico. Embora o tratamento possa incluir alguma forma de exercício, você deve antes de tudo obter um diagnóstico confiável.
- Não pratique sob os raios diretos do sol nem numa sala fria.
- Para evitar ferimento, nunca exija do corpo mais do que ele pode dar.
- Não é aconselhável começar a praticar a yoga durante a gravidez, visto que nessa época o corpo sofre um grande número de mudanças fisiológicas.

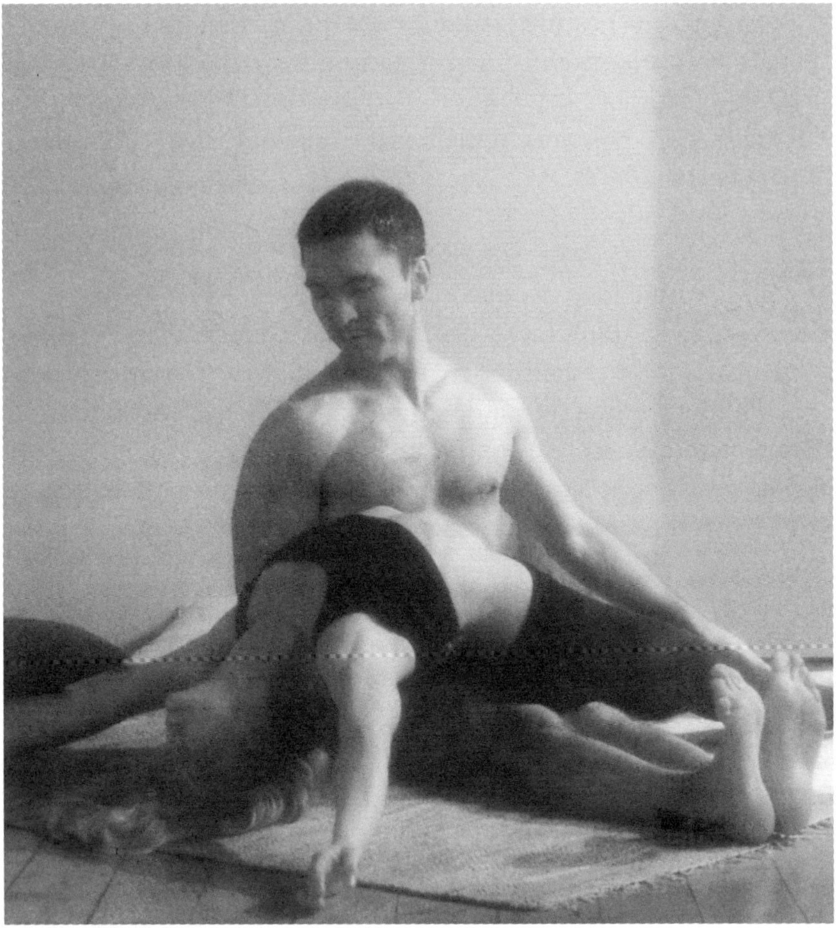

2 A YOGA DO AMOR

A CRIAÇÃO DO ESPAÇO

Antes de mais nada, criem para si um ambiente acolhedor, especialmente se ambos tiveram um dia corrido e tenso. Tomem um banho e vistam roupas confortáveis, ou não vistam nada. Para não sofrer perturbações depois de começar os exercícios, vocês podem acender algumas velas, reunir algumas almofadas e pôr para tocar uma música tranqüila. Seja como for, é preciso que o ambiente esteja aquecido.

Antes de dar início à primeira seqüência de movimentos de cada capítulo, fiquem simplesmente sentados em silêncio, de pernas cruzadas, com as mãos apoiadas nos joelhos, com as palmas voltadas para cima e de frente um para o outro, e respirem suave mas profundamente. Veja se você e seu parceiro são capazes de respirar no mesmo ritmo, sem forçar — entrando lentamente no mesmo ambiente tranqüilo.

O desejo é como as estações que se sucedem. Ele espera, desperta, anima e por fim satisfaz.

1. SER

EFEITOS FÍSICOS

O simples ato de sentar-se de pernas cruzadas ajuda a diminuir a rigidez dos quadris, problema que afeta muitos ocidentais, pouco afeitos, pelo seu estilo de vida, a agachar-se ou sentar no chão.

O ato de girar o tronco é ótimo para tonificar e alongar a coluna, o fígado, os rins e os intestinos. Também os ombros e a parte superior do peito se alongam.

Na parte final da seqüência, o peito se abre e a coluna se alonga. Isso contribui significativamente para aumentar a capacidade pulmonar.

Esta seqüência fará com que vocês dois se sintam muito mais abertos e revitalizados. A energia de vocês deve se acalmar. O ideal é que vocês comecem a se sentir bem pelo simples fato de estarem juntos.

REFLEXOS EMOCIONAIS

Estes giros simples estimulam suavemente o fígado, sede da ira. Se você se sentir irritado, liberte-se e desapegue-se de todos os sentimentos negativos.

MEDITAÇÃO

Eu me abro a um estado tranqüilo de ser

POSTURA SENTADA (sânscrito: *Sukhasana*)

DE *SUKHA*, QUE SIGNIFICA "CONTENTE", "TRANQÜILO" OU "BEM ACOMODADO". ESTA É UMA POSTURA FÁCIL, NA QUAL AS PERNAS FICAM SIMPLESMENTE CRUZADAS. ESTA *ASANA* É UMA DAS POSTURAS MEDITATIVAS CLÁSSICAS, QUE COLABORAM PARA DEIXAR A COLUNA RETA, TORNAR MAIS LENTO O METABOLISMO E AQUIETAR A MENTE.

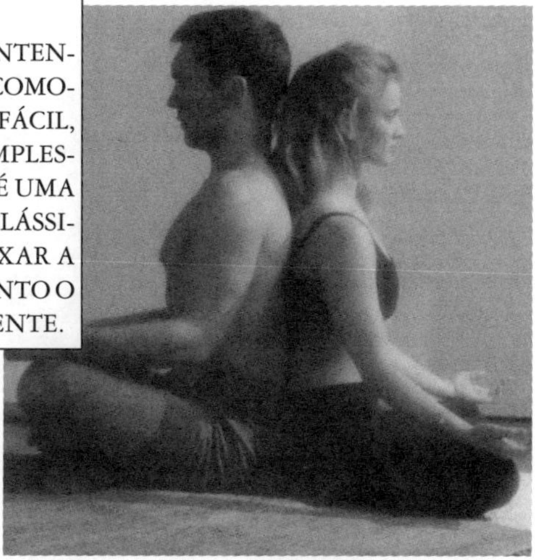

1. Sentem-se de costas um para o outro com as pernas cruzadas, a perna direita à frente da esquerda, as mãos sobre os joelhos com as palmas para cima. Respirem suave e profundamente, no mesmo ritmo. Concentrem-se em alongar toda a coluna. Ponham as omoplatas um pouquinho para dentro (para o meio das costas) e sintam a pressão relaxante e o apoio que o parceiro dá aos seus quadris, costas e ombros.

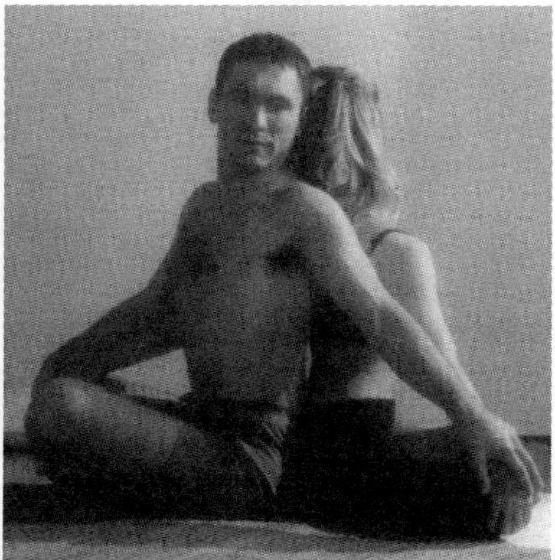

2. Voltem-se para trás e ponham a mão — a esquerda primeiro — no joelho do parceiro. Desse modo, a coluna gira automaticamente para a esquerda, mas lembrem-se de manter as costas retas e os ombros jogados um pouco para trás. Fiquem nessa posição durante quatro ou cinco ciclos de respiração.

3. Voltem à posição média e girem para a direita, voltando-se para trás e colocando a mão direita sobre o joelho do parceiro. De novo, fiquem assim durante quatro ou cinco ciclos respiratórios.

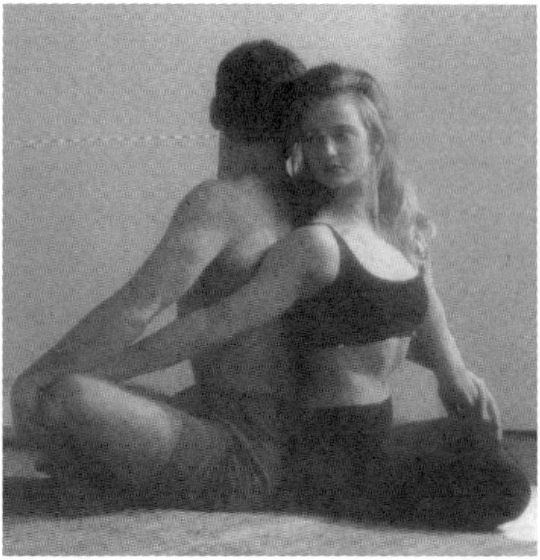

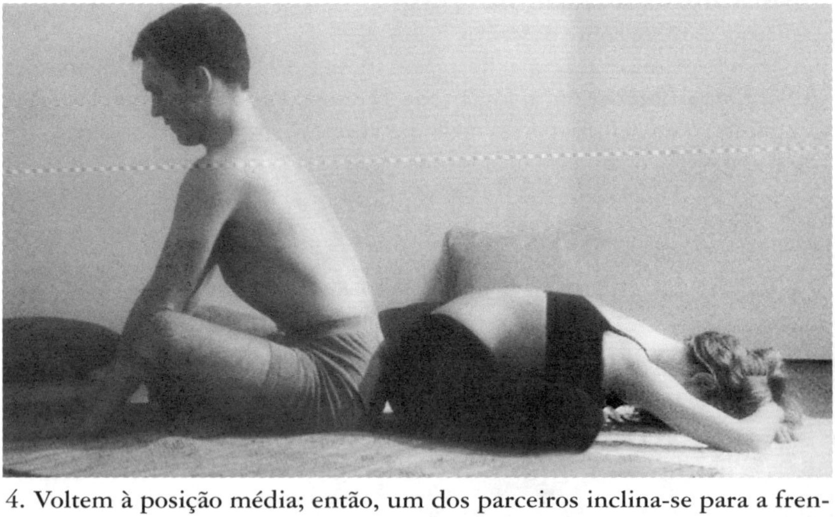

4. Voltem à posição média; então, um dos parceiros inclina-se para a frente, dobrando o corpo na altura dos quadris. Incline-se o quanto lhe for possível sem forçar, mantendo as nádegas firmemente apoiadas no chão. O pescoço deve dar continuidade harmônica à curvatura da coluna; ponha as mãos para os lados. O parceiro que está sentado inclina-se então para trás, apoiando-se nos quadris e nas costas do outro. Deixe que o peito se abra e solte a cabeça para trás, abrindo assim o pescoço e o peito. Abra os braços para os lados e una suas mãos às mãos do parceiro, palma com palma. Fiquem nessa posição durante quatro ou cinco ciclos de respiração.

5. Voltem à posição média e façam a mesma coisa ao contrário.

6. Voltem à posição média, cruzem de novo as pernas e repitam toda a seqüência desde a primeira etapa.

DICAS ÚTEIS

- Se você sentir desconforto nos quadris ao sentar-se no chão, use uma almofada para apoiar as nádegas.
- Vejam se, ao fazer os movimentos, vocês conseguem respirar juntos. Ao entrar nas posturas, expirem; ao sair delas, inspirem.
- Lembrem-se de manter a garganta e o maxilar inferior completamente relaxados.
- Se você achar a inclinação para a frente muito difícil, ponha as mãos à sua frente para dar apoio ao seu corpo e ao do parceiro. Do mesmo modo na inclinação para trás: use as mãos para lhe dar um apoio suplementar.

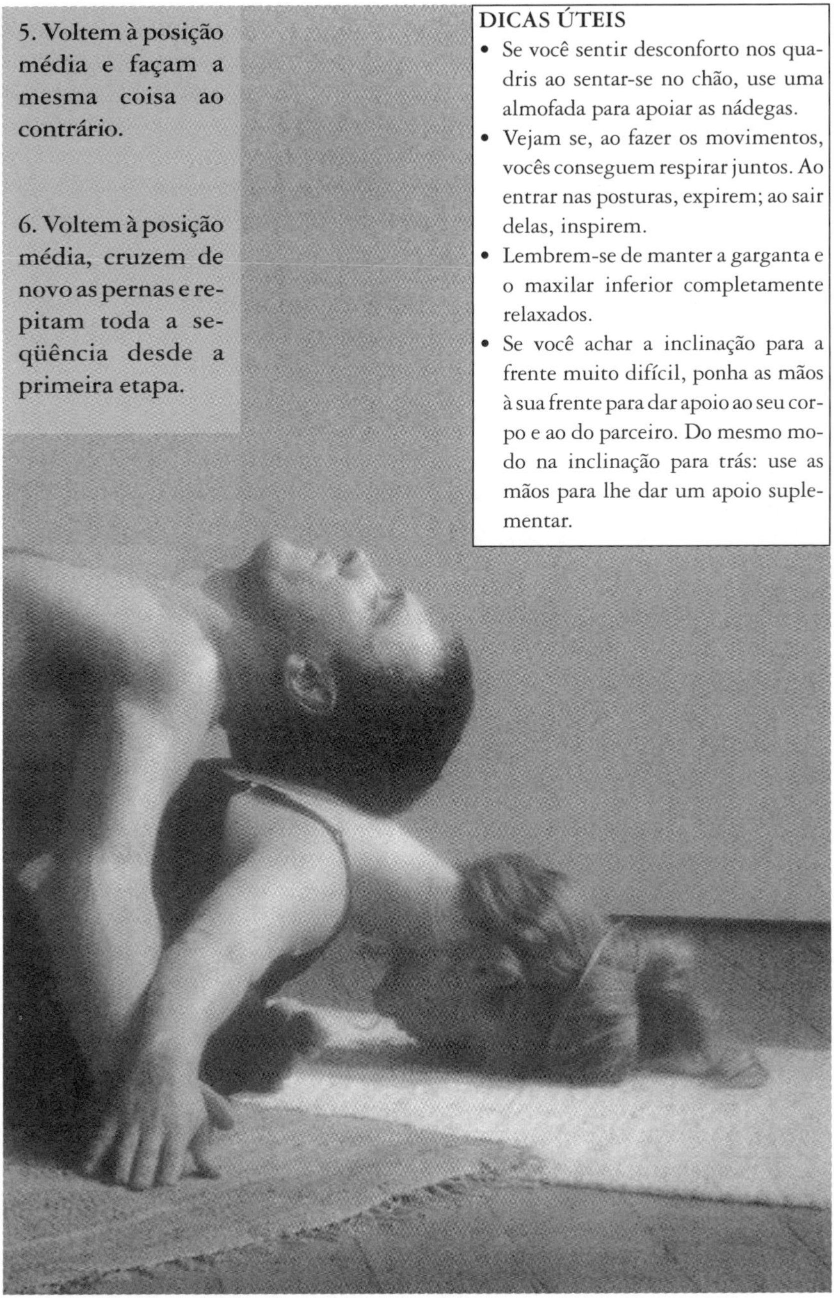

2. ABRIR

EFEITOS FÍSICOS

Esta postura é maravilhosa para eliminar a preguiça, uma vez que tonifica o fígado, a vesícula biliar e o pâncreas. Além disso, fortalece os intestinos e todos os órgãos abdominais. Ajuda a eliminar o excesso de gordura da região da cintura, dá flexibilidade aos quadris e elimina a tensão na parte inferior das costas. Com a ajuda do parceiro, o peito se abre e os ombros e braços se alongam.

Nos movimentos finais da seqüência, a tensão ainda restante nas costas se desfaz quando o parceiro aperta suavemente a parte de cima das canelas e alonga a articulação das pernas com os quadris.

Depois de completar esta seqüência, vocês vão se sentir tonificados e aliviados — ela ajuda muito a limpar as "teias de aranha" que vão se acumulando dentro de nós.

REFLEXOS EMOCIONAIS

Nos quadris, acumula-se a tensão emocional e sexual. Além disso, eles sustentam o corpo e dão-lhe equilíbrio. Nesta seqüência, concentre-se em deixar o passado para trás e abrir-se para o futuro.

MEDITAÇÃO

Estou pronto para seguir em frente — estou aberto para o futuro.

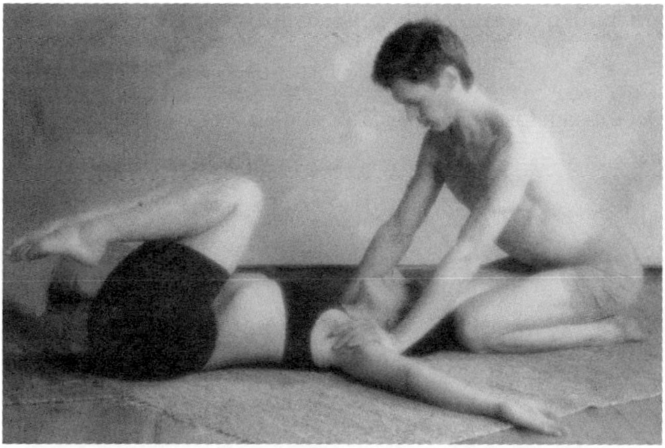

1. Deite-se de costas no chão, levante os joelhos e traga-os para junto do peito. O parceiro deve sentar-se sobre as pernas dobradas, acima da sua cabeça, e apertar-lhe suavemente os ombros. Abra os braços para os lados, deixando as palmas das mãos para cima.

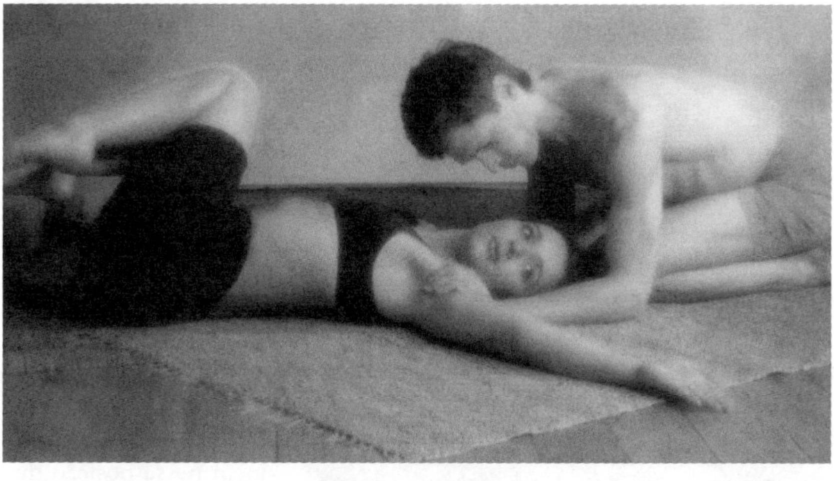

2. Mantendo unidos os joelhos e os tornozelos, gire as pernas lentamente na direção da axila direita. O parceiro, ajoelhado, continua a apertar-lhe os ombros para conservar você estável na postura. Procure não encostar os joelhos flexionados no chão e fique nessa posição durante quatro ou cinco ciclos de respiração.

3. Num movimento lento e controlado, traga seus joelhos de volta à posição média.
4. Gire as pernas na direção da axila esquerda e fique nessa mesma posição durante quatro ou cinco ciclos de respiração.

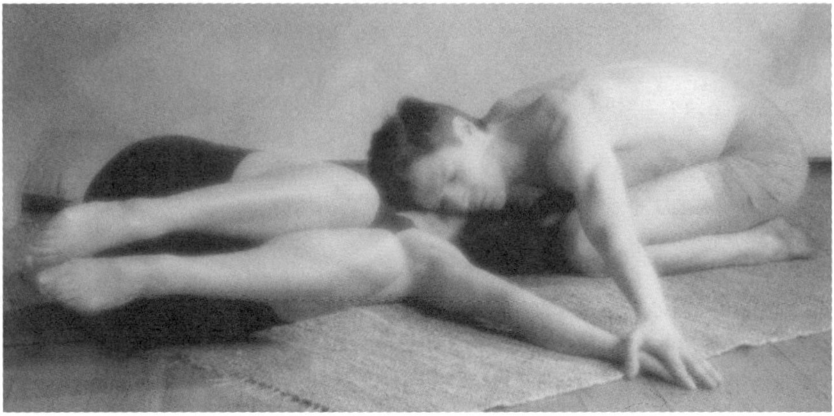

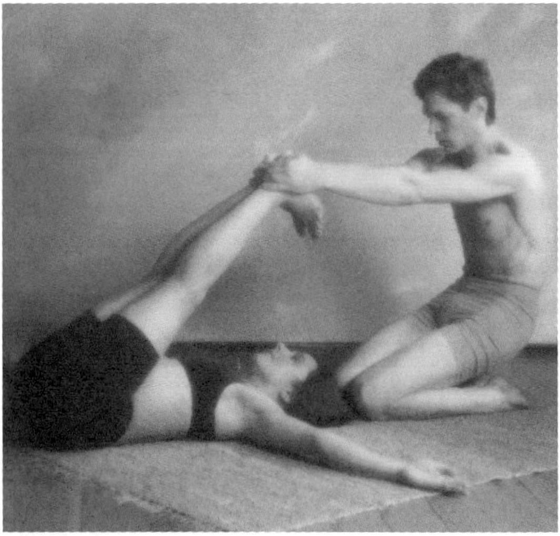

5. Traga os joelhos de volta à posição média. O parceiro que está sentado inclina-se para a frente, segura-lhe os calcanhares e estica-lhe as pernas na direção da sua cabeça, o máximo possível sem causar-lhe incômodo. Fiquem nessa posição durante quatro ou cinco ciclos de respiração.

DICAS ÚTEIS

- Procure conservar as costas retas sobre o chão, girando só as pernas, dos quadris para baixo.
- Faça o movimento com uma expiração e saia dele com uma inspiração.
- Mantenha os braços totalmente estendidos.
- A garganta, o maxilar inferior e os olhos devem permanecer sempre passivos.

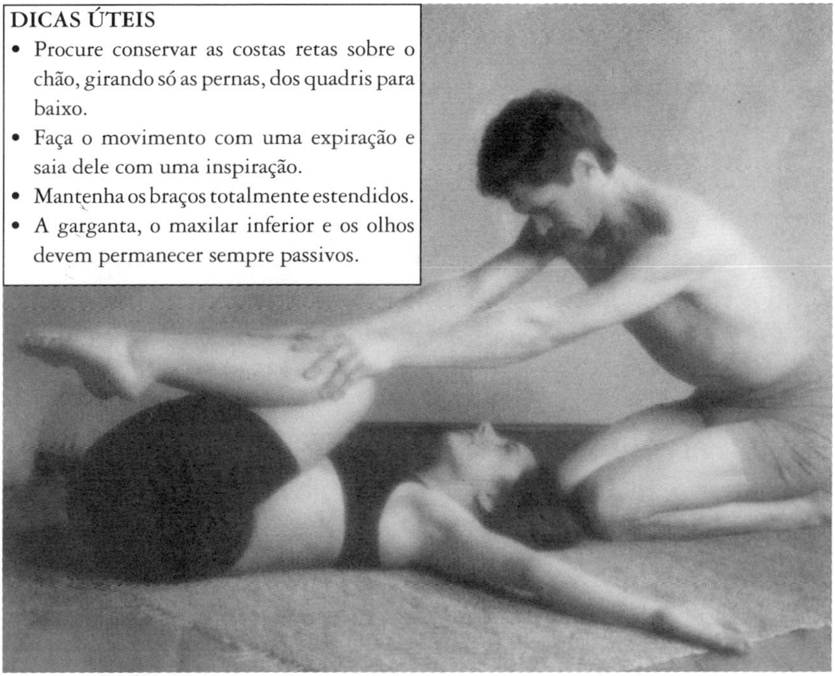

6. Traga os joelhos de volta à posição média e deixe que o parceiro, sentado, faça pressão sobre as suas canelas para alongar-lhe a parte inferior das costas. Troquem de posição e repitam toda a seqüência desde a primeira etapa.

3. O PORTAL

EFEITOS FÍSICOS

Nesta postura, vocês usam o corpo um do outro para estabilizar a própria posição e alongar-se ao máximo.

A região pélvica, os músculos abdominais e os órgãos são tonificados e alongados, e a seqüência é excelente para relaxar a coluna. Os músculos intercostais, localizados entre as costelas, são suavemente alongados, melhorando a capacidade respiratória.

Nesta postura, você vai começar a sentir-se muito mais sintonizado com o parceiro, à medida que vocês apoiarem e alongarem um ao outro, relaxando e respirando juntos.

REFLEXOS EMOCIONAIS

Esta seqüência estimula, em particular, o fígado e o coração. O coração costuma ser considerado a sede do amor e da segurança, da alegria e da felicidade.

MEDITAÇÃO

Dou a você o meu coração

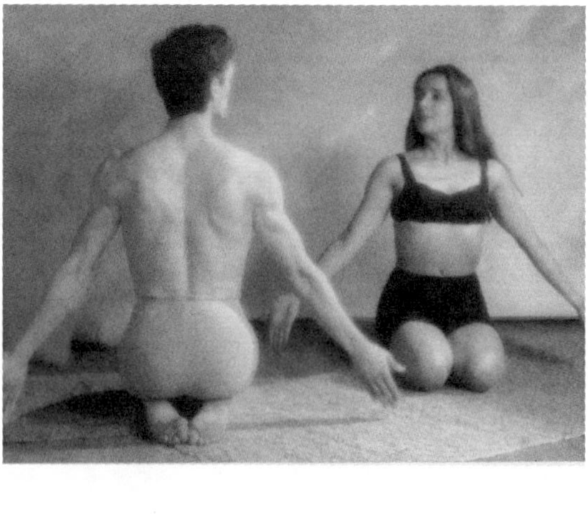

1. Sentem-se sobre as pernas a uma pequena distância um do outro, olhando um para o outro. A distância exata a que vocês devem ficar será determinada no terceiro estágio. Abram os braços para os lados, com as mãos abertas. Mantenham a coluna reta, os ombros para trás e o peito aberto.

2. Ajoelhem-se, deixando as coxas perpendiculares ao chão; mantenham os joelhos e os pés juntos.

3. Expirando o ar, estendam a perna direita para o lado. A parte de dentro do seu pé deve fazer pressão sobre o joelho do parceiro e a sua mão direita, à frente, deve repousar sobre o ombro do parceiro. Ponha a mão esquerda na cintura. Alonguem bem os braços estendidos.

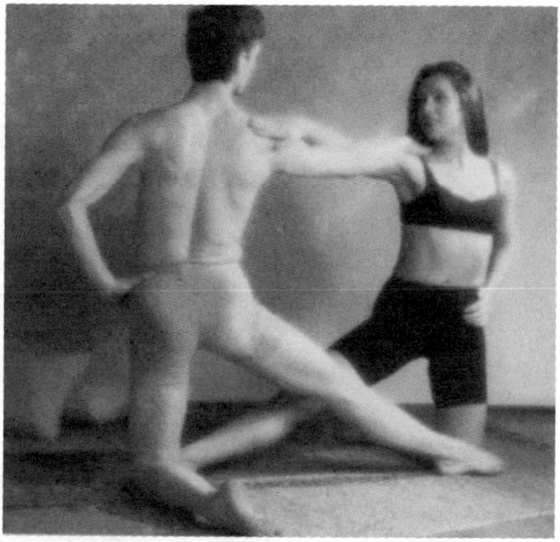

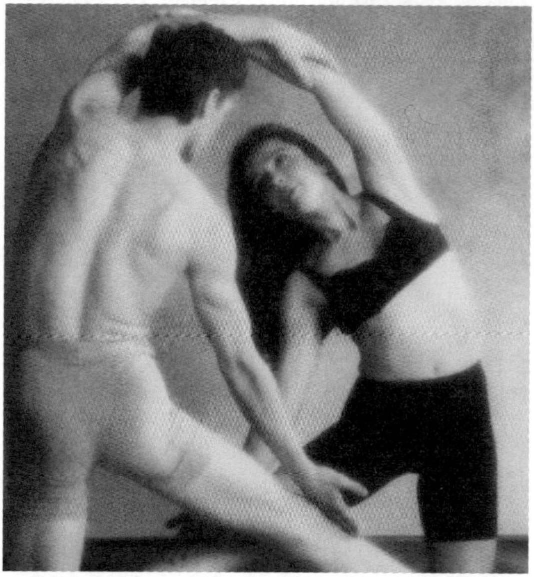

DICAS ÚTEIS

- Esta seqüência é forte; por isso, entre nela devagar. Ao alongar o tórax para os lados, não force o movimento de maneira alguma.
- Faça as seqüências anteriores antes de tentar fazer esta.
- A respiração é importante; deve ser lenta e profunda. Ao entrar na postura, expire; ao sair dela, inspire.
- Fique em cada posição durante quatro ou cinco ciclos respiratórios.

4. Expirando o ar, levantem o braço esquerdo e peguem com a mão o cotovelo do parceiro. Ao mesmo tempo coloquem as costas da mão direita sobre o joelho da perna que está estendida. Inclinem-se, alongando o corpo, na direção um do outro. Mantenham os ombros para trás e as omoplatas bem próximas da coluna, e deixem a garganta e a mandíbula soltas e relaxadas.

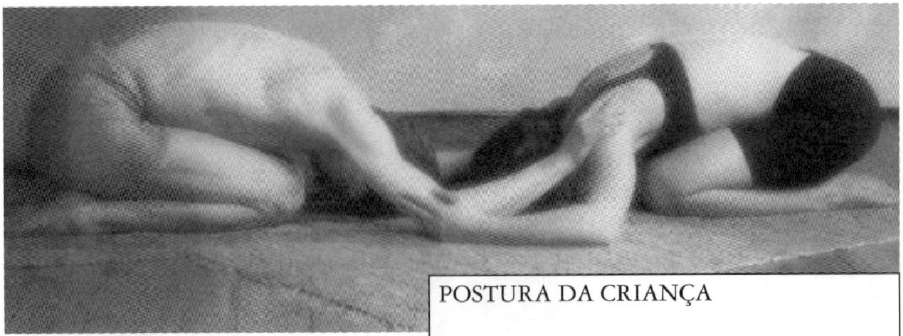

POSTURA DA CRIANÇA

ESTA POSTURA DE RELAXAMENTO É USADA PARA NORMALIZAR A CIRCULAÇÃO E PARA ALONGAR A COLUNA NO SENTIDO OPOSTO. AJOELHEM-SE E SENTEM-SE SOBRE OS CALCANHARES, MANTENDO ESTES VOLTADOS PARA CIMA, E NÃO INCLINADOS PARA OS LADOS. REPOUSEM A TESTA NO CHÃO E PONHAM OS BRAÇOS PARA A FRENTE, COM AS PALMAS DAS MÃOS PARA CIMA.

5. Voltem para a posição da primeira etapa e virem-se de frente um para o outro, inclinem-se para a frente, ainda sentados sobre as pernas, estendam os braços na Postura da Criança.

6. Virem-se e repitam toda a seqüência, alongando desta vez a outra perna e o outro braço.

OPÇÕES DE ESTILO DE VIDA

Este livro fala, em boa parte, dos benefícios físicos e emocionais que advêm da prática da yoga junto com o parceiro. Mas à medida que você for cumprindo as seqüências e a sua prática for se desenvolvendo, você vai perceber, bem sutilmente a princípio, que vai adquirir uma consciência maior do seu corpo, dos seus relacionamentos e do seu estilo de vida em geral. No início, é comum que essa consciência se manifeste numa sensibilidade maior em relação ao que você põe para dentro do seu corpo — sua dieta.

Segundo a yoga, a energia tem três qualidades, ou Gunas, que coexistem em equilíbrio. São elas Sattva, Rajas e Tamas, que representam respectivamente a pureza, o processo de mudança e a escuridão. Essas energias se manifestam em todas as formas da matéria e a filosofia delas é igual à doutrina chinesa do Yin e do Yang: os dois aspectos opostos, mas complementares, da natureza.

Num determinado objeto, ou situação, uma das qualidades predomina. Isso acontece tanto num relacionamento quanto, por exemplo, numa maçã. Assim, na macieira, algumas frutas estão maduras (sattva), outras estão amadurecendo (rajas) e outras estão passadas (tamas). Do mesmo modo, um relacionamento pode ser uma aliança de amor entre dois companheiros (sattva), pode contribuir para o desenvolvimento deles (rajas) ou pode ser destrutivo (tamas).

A dieta mais pura é a que é composta de alimentos sáttvicos. Ela nutre o corpo, acalma a mente e aumenta o fluxo geral de energia entre esses dois pólos. Os alimentos sáttvicos são, entre outros, os cereais, o pão integral, as frutas e legumes frescos, o suco de frutas puro, o leite, a manteiga e o queijo, as castanhas, as sementes em geral, o mel e os chás de ervas.

Os alimentos muito quentes, amargos, azedos, secos ou salgados são rajásicos. Eles destroem o equilíbrio que existe entre a mente e o corpo, alimentando este à custa daquela. São superestimulantes, tornando a mente inquieta; são, entre outros, os alimentos excessivamente apimentados e os estimulantes, como o café, o chá e o chocolate.

Os itens tamásicos fazem baixar o nível de energia, destroem as células do corpo e perturbam a mente. São, entre outros, a carne, o álcool, o tabaco, os alimentos fermentados ou estragados e os vegetais passados. O excesso de alimento também é considerado tamásico.

A yoga nos prega os benefícios do equilíbrio: manter uma atenção passiva e não ingerir nada em excesso. Eis aí um dos maiores ensinamentos yogues: seguir o Caminho do Meio.

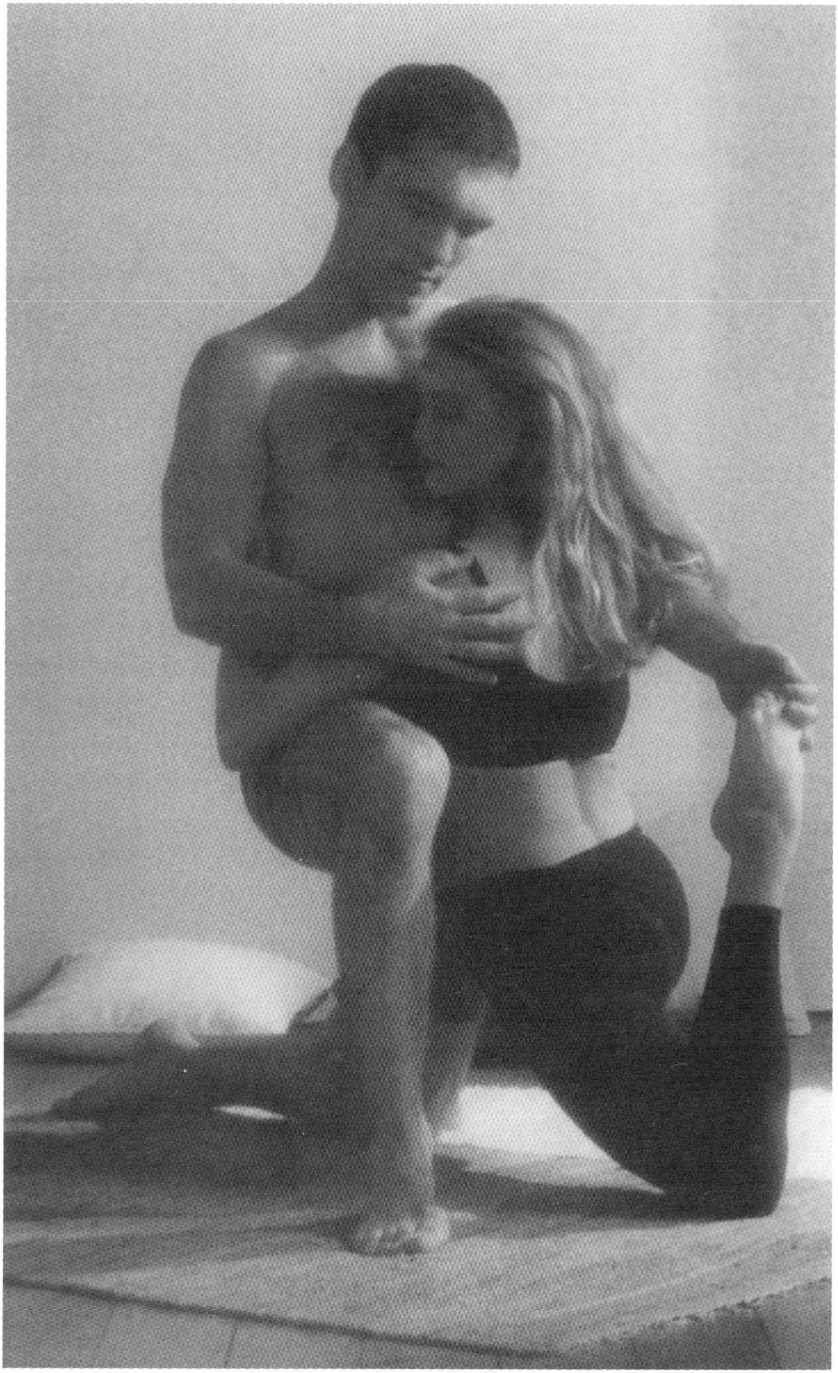

3 A APROXIMAÇÃO

O relacionamento entre os membros de um casal pode ser bom para ambos; o ideal é que as fraquezas de um sejam compensadas pela força do outro, e vice-versa. Enquanto indivíduos, sentimo-nos atraídos por companheiros que possam completar aqueles aspectos da vida nos quais nos sentimos deficientes; ou senão, procuramos uma pessoa forte na qual possamos nos apoiar. Infelizmente, essa comodidade pode levar o relacionamento à estagnação, na medida em que nenhum dos companheiros sente a necessidade de buscar a autoconsciência individual. Quando o relacionamento se rompe, o sentimento que fica pode ser semelhante ao da morte de alguém; os parceiros tornam-se incapazes de viver sem a ajuda da "outra metade".

A experiência do amor é coisa bela e natural,
e a vida que não a conhece fica mais pobre.

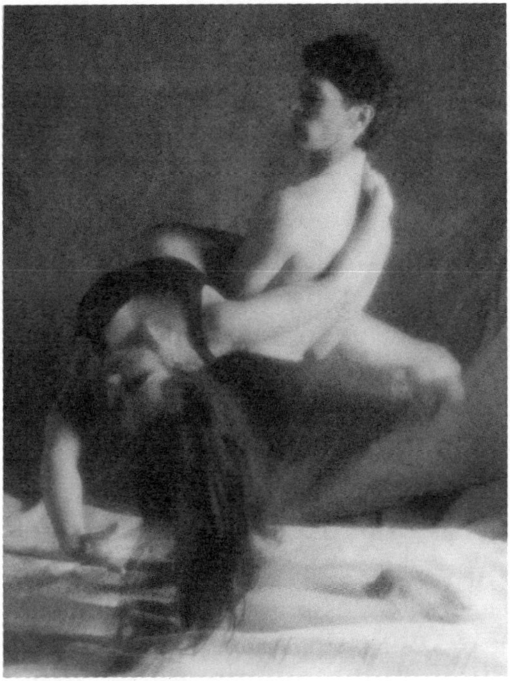

A *Yoga do Amor* pode levar o relacionamento a um novo clímax de carinho e participação

O relacionamento ideal, porém, se constrói sobre o amor, o respeito e a franqueza; nele, ambos os companheiros mantêm a sua identidade e, não obstante, são beneficiados pela união. Infelizmente, hoje em dia, grande parte da nossa vida é determinada por uma cultura materialista, comercial e centrada nos meios de comunicação de massa. Parece que nós já "compramos pronto", de um jeito ou de outro, quase todos os aspectos da vida, e isso não colabora em nada para o desenvolvimento de relacionamentos sensíveis e carinhosos entre as pessoas. Para que os nossos relacionamentos amorosos cresçam e dêem fruto, precisamos nos dispor a ficar perto um do outro, a ficar em paz e conhecer profundamente a outra pessoa.

Muitos dentre nós estão renunciando à vida competitiva do mundo moderno e assumindo a responsabilidade pela própria vida e pelo próprio bem-estar; estão buscando as antigas artes de cura e exercício, que são mais completas e operam num nível mais profundo que a maioria das formas modernas. Dentre essas artes antigas, a yoga é, seguramente, uma das mais populares. Ela opera em muitos níveis diferentes — não só no físico como também no mental, no emocional e no espiritual.

A *Yoga do Amor* é uma ferramenta, um instrumento que pode nos ajudar a construir relacionamentos amorosos mais profundos. Para compreender o que ela é, precisamos praticá-la pessoalmente. À primeira vista, parece resumir-se a uma série de bizarras posturas físicas, que podem conservar o corpo ágil e flexível. Mas com o tempo, todo aquele que se dedicar à prática regular tomará consciência de uma mudança sutil na própria atitude perante a vida. Por meio da tonificação e do relaxamento perseverantes do corpo, da imobilização da mente e do apoio que os companheiros dão um ao outro enquanto se exercitam, começa-se a ter um vislumbre do estado de paz interior que é a nossa verdadeira natureza.

Os exercícios deste capítulo — baseados na yoga —, quando praticados com cuidado e diligência, constituem uma oração em favor de qualquer relacionamento. Têm o poder de aumentar a atração entre o casal e de levar o relacionamento a um novo clímax de carinho e participação. Para resolver os problemas do relacionamento, nada melhor do que o casal trabalhar o corpo juntos. O ato de segurar e alongar um ao outro diz muito mais do que as palavras. Então, quando as palavras finalmente surgem, elas partem de um espaço menos superficial, mais amoroso.

As seqüências que vamos apresentar agora são um pouco mais difíceis, e o papel de apoio do companheiro é mais necessário para que os movimentos sejam completados. Podem ser feitas em qualquer momento do dia, desde que vocês disponham de algum tempo para ficar juntos sem ser interrompidos. Terão um efeito benéfico e relaxante, e vocês hão de sentir-se inevitavelmente mais unidos.

Há muitas maneiras de aproximar-se — sair para passear a pé, jogar tênis, comer uma refeição —, e todas elas são boas. Mas, acrescentando-se a prática de *A Yoga do Amor* à agenda conjunta de vocês, todos os outros modos de relacionamento e união serão imensuravelmente incrementados.

1. EXPRESSÃO

EFEITOS FÍSICOS

O ato de sentar-se com as pernas cruzadas elimina a rigidez dos quadris. Tonifica-se a coluna e os órgãos abdominais são suavemente alongados de ambos os lados. Também os músculos intercostais são alongados.

Esta postura é revigorante, e a contrapostura no fim da seqüência equilibra as energias e elimina a tensão das costas.

REFLEXOS EMOCIONAIS

Muitas vezes, os bloqueios emocionais ficam contidos nos músculos do peito; quando se alongam esses músculos, liberam-se os sentimentos. Se acontecer de surgirem emoções fortes, procure não reprimi-las. Deixe que elas se exprimam.

MEDITAÇÃO

Entrego-me às minhas emoções e permito-lhes plena expressão

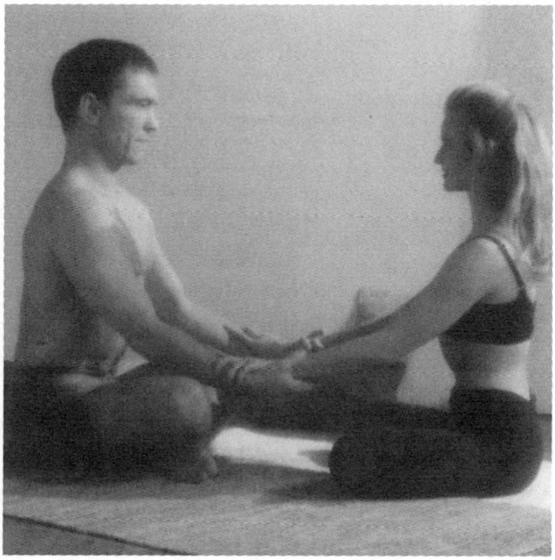

1. Na Postura Sentada, fiquem de frente um para o outro e segurem o parceiro pelos pulsos. Deixem os braços relaxados e lembrem-se de conservar as costas retas, apoiando-as na coluna. Mantenham os ombros para trás e as omoplatas para dentro. Respirem suavemente e deixem que o corpo vá relaxando para se acomodar à posição. Busquem as regiões em que o corpo está tenso e liberem a tensão junto com a expiração.

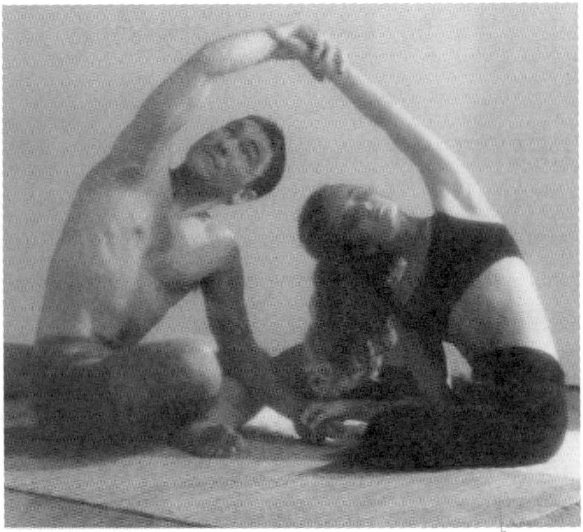

2. Girem o tronco na mesma direção e levantem um dos braços sobre a cabeça, ainda segurando-se pelos pulsos. Abaixem o outro braço, segurando-se também pelos pulsos, de modo que a pressão do cotovelo sobre o joelho colabore para a rotação da coluna. Fiquem nessa posição durante quatro ou cinco ciclos de respiração.

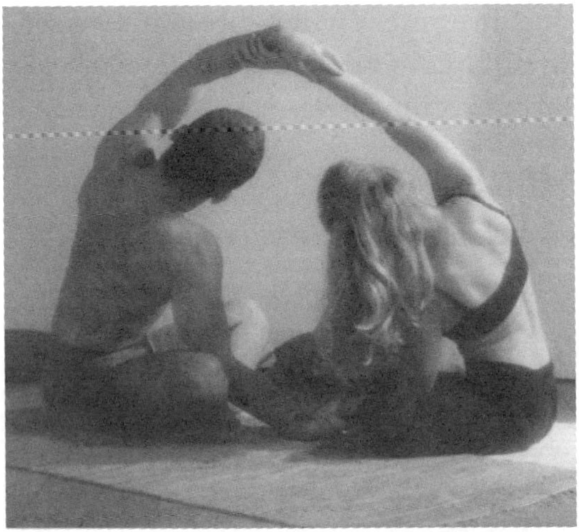

3. Voltem à posição média e girem para o outro lado, permanecendo na posição mais uma vez durante quatro ou cinco ciclos de respiração.

4. Descruzem as pernas e cruzem-nas de novo, desta vez com a outra perna na frente, e respirem toda a seqüência.

5. Um dos parceiros gira o tórax a partir dos quadris e repousa a cabeça sobre o joelho do companheiro; este relaxa sobre as costas do outro. Fiquem nessa posição durante quatro ou cinco ciclos de respiração, voltem à posição média e invertam seus lugares.

DICAS ÚTEIS

- Se os quadris estiverem rígidos e você se sentir desconfortável na posição de pernas cruzadas, sente-se numa almofada firme ou num cobertor dobrado.
- Quando girar o tronco, sinta as costelas afastando-se da cintura.
- É importante que as omoplatas fiquem para dentro, perto da coluna, para que as clavículas se levantem.
- Como sempre, a garganta deve ficar relaxada.

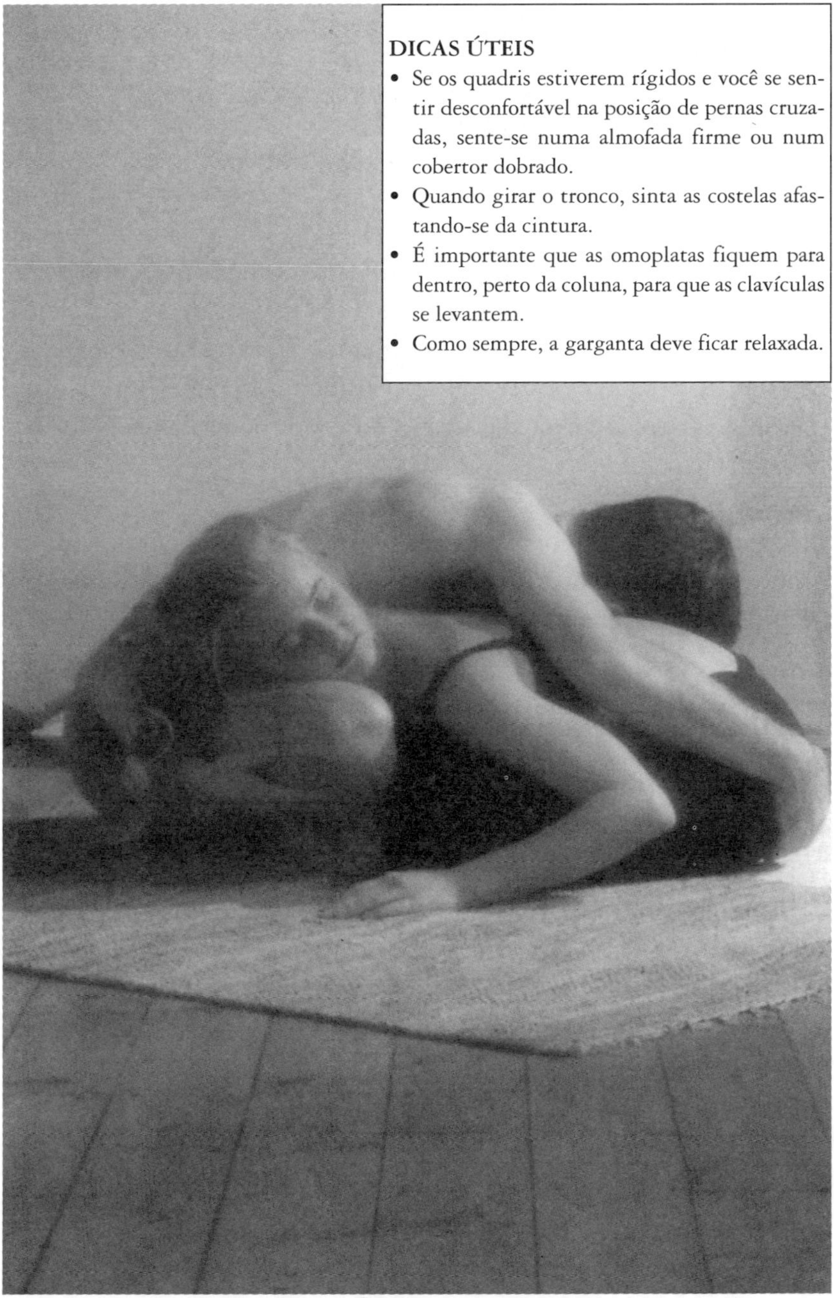

2. SEGUINDO EM FRENTE

EFEITOS FÍSICOS

Esta postura alonga as pernas e tonifica os tornozelos. Ajuda também a eliminar a rigidez nos quadris. O peito se abre e a parte inferior das costas se tonifica e relaxa quando a perna dobrada é levada para os lados. A postura é especialmente benéfica em caso de tensão na parte inferior das costas e de problemas associados aos nervos ciáticos.

As posturas que colaboram para eliminar a rigidez nos quadris podem ter um efeito profundo sobre o bem-estar geral. É muito grande o número de pontos de acupuntura localizados nos quadris, de modo que os canais se abrem com o alongamento.

REFLEXOS EMOCIONAIS

A rigidez nos quadris e nas pernas inibe a nossa capacidade de seguir em frente do ponto de vista emocional. Isso se manifesta na maioria das vezes como um sentimento de estar caminhando dentro d'água sem avançar, de estar parado na vida e não estar desenvolvendo o próprio potencial. Liberte-se da rigidez e deixe que os sonhos e ambições fluam rumo ao futuro.

MEDITAÇÃO

Já dei o primeiro passo, e o caminho está livre

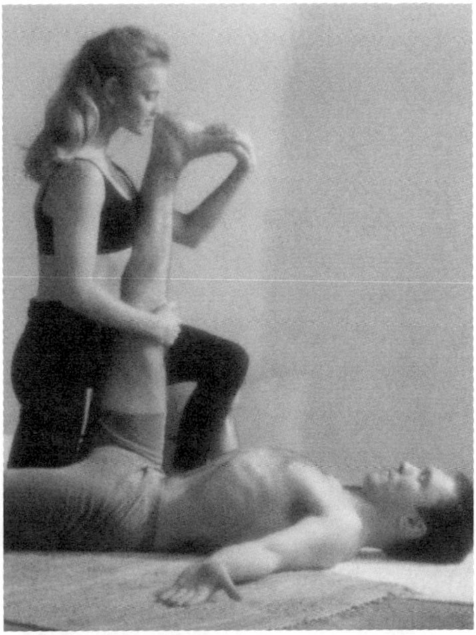

1. Deite-se de costas com os braços totalmente abertos para os lados, as palmas das mãos para cima. Estenda ambas as pernas e firme bem rente ao chão os calcanhares, os quadris, o peito, os ombros e a cabeça. Alongue os tornozelos e calcanhares e puxe para trás os dedos dos pés, o máximo que lhe for possível sem forçar. Mantenha relaxadas a garganta e a mandíbula.
2. O parceiro toma a sua perna direita pelo joelho e pelos dedos do pé e a levanta o máximo possível, sem forçar. Fique nessa posição durante quatro ou cinco ciclos de respiração.

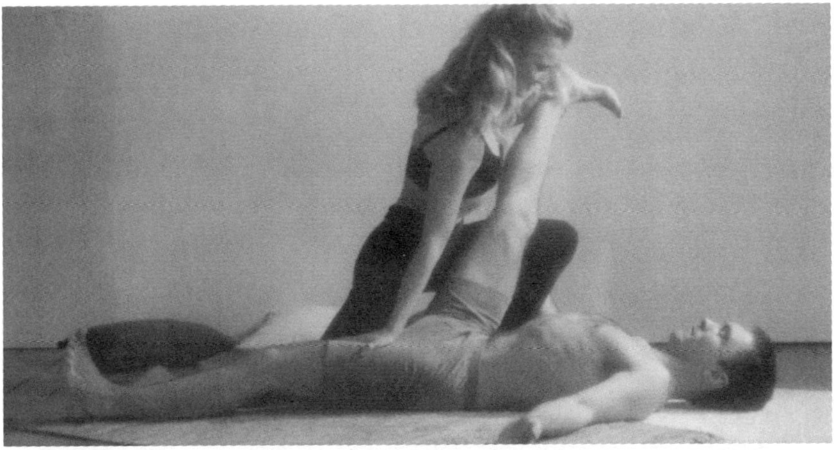

3. Baixa-se então a perna direita para o lado direito — de novo o máximo possível, mas sempre sem forçar. Intensifique o alongamento, apertando com força a coxa esquerda do parceiro que está deitado, e mantenha a posição durante quatro ou cinco ciclos de respiração. Leve a perna de volta à posição média.

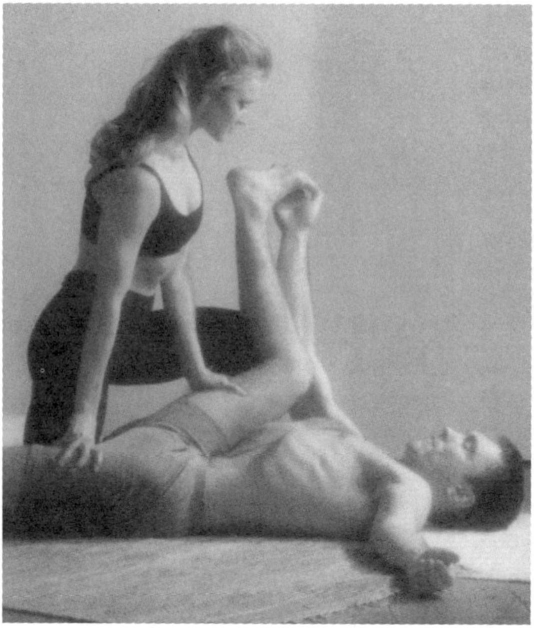

4. Flexione na altura do joelho a perna direita, que está levantada, e segure o pé pelos dedos, puxando-o para baixo e conduzindo o joelho na direção da axila direita. Mantenha a canela na vertical. Mantenha a posição, conservando esticada a perna esquerda; então, o parceiro empurra a perna que está flexionada, procurando fazer com que o joelho encoste na axila direita. Fiquem nessa posição, mais uma vez, durante quatro ou cinco ciclos de respiração.

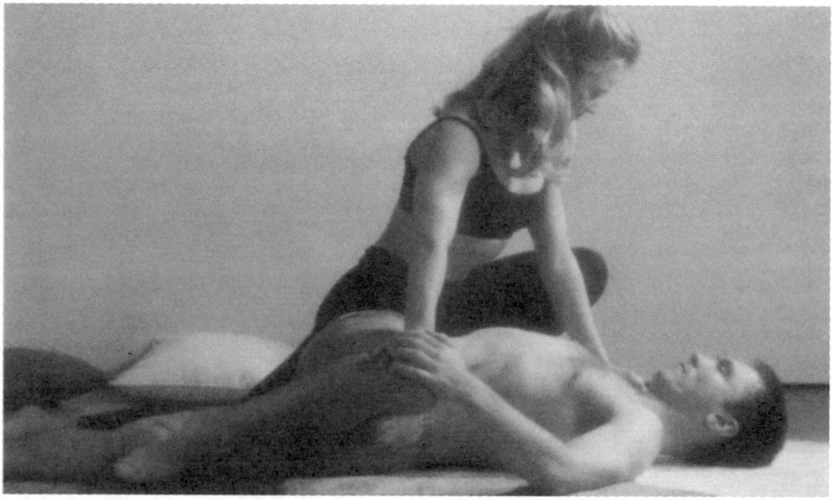

5. Repouse o pé direito sobre o joelho esquerdo. O parceiro faz pressão sobre o joelho e o ombro direitos, alongando o quadril. Fiquem nessa posição durante quatro ou cinco ciclos de respiração.

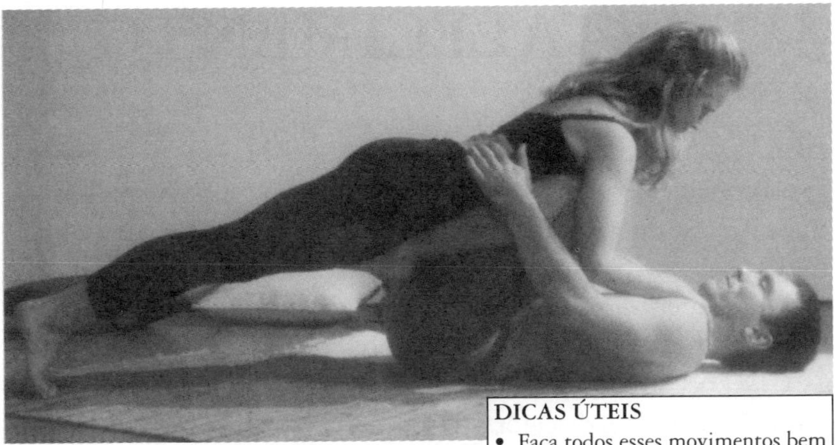

6. Repita toda a seqüência com a perna esquerda e, no fim, traga ambos os joelhos na direção do peito. O outro parceiro deita-se sobre os seus joelhos e a parte inferior das pernas, soltando sobre eles o peso de seu corpo de maneira uniforme para aliviar a tensão na parte inferior das costas.

7. Troquem de posição.

DICAS ÚTEIS

- Faça todos esses movimentos bem devagar e tome cuidado para não alongar demais as pernas e os quadris.
- Na etapa 6, não solte todo o peso do corpo de uma vez. Vá seguindo as indicações do parceiro.

3. FORTALECIMENTO

EFEITOS FÍSICOS

Esta seqüência é puxada e os movimentos são cansativos, de modo que ela é excelente para ser feita a dois. Cada um dos companheiros apóia o outro com suas pernas e braços.

A seqüência pode ser eficaz para aliviar problemas gástricos, tonificar os rins e fortalecer a parte inferior das costas.

Depois de complementá-la, você sentirá em todo o corpo uma sensação de vida e de calor.

REFLEXOS EMOCIONAIS

A tensão e a ansiedade podem causar problemas nos rins. No nível emocional, o fortalecimento dos rins e da parte inferior das costas pode ajudar a combater o sentimento de perda de determinação, vigor e energia; pode fortalecer a vontade e colaborar para a superação da ansiedade e do *stress*.

MEDITAÇÃO

Encaro a vida com força e coragem —
tenho todo o apoio de que preciso

1. Sentem-se na POSTURA DO SAPATEIRO e apóiem os braços um do outro. Encostem os dedos dos pés. Respirem fundo e relaxem.

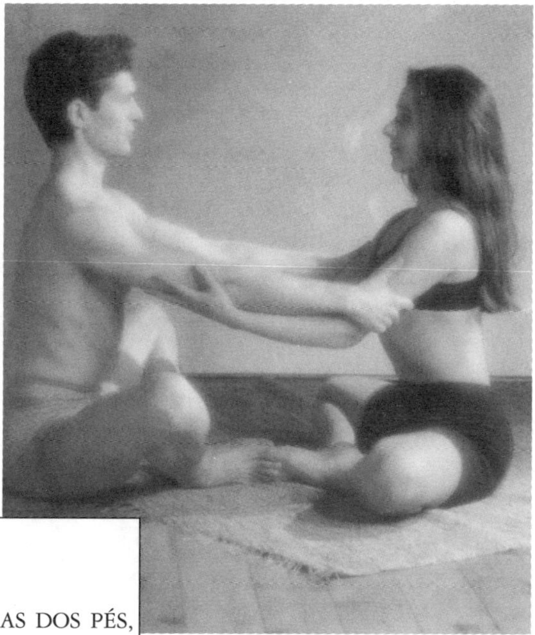

POSTURA DO SAPATEIRO
(sânscrito: *Baddha Konasana*)

SENTE-SE E JUNTE AS SOLAS DOS PÉS, APROXIMANDO OS CALCANHARES O MÁXIMO POSSÍVEL DA VIRILHA. APROXIME OS JOELHOS DO CHÃO O MÁXIMO POSSÍVEL, SEM FORÇAR, E FIQUE COM AS COSTAS RETAS, APOIADAS NA COLUNA. PONHA OS OMBROS PARA TRÁS E PARA BAIXO E DEIXE OS LADOS E A PARTE DE TRÁS DO PESCOÇO BEM ALONGADOS.

ESTA POSTURA É CHAMADA "DO SAPATEIRO" PORQUE, NA ÍNDIA, OS FABRICANTES E CONSERTADORES DE SAPATOS SENTAM-SE O DIA INTEIRO NESSA POSIÇÃO. SABE-SE QUE A POSTURA ESTIMULA OS RINS, E A INCIDÊNCIA DE DOENÇAS URINÁRIAS ENTRE OS SAPATEIROS INDIANOS É QUASE NULA.

2. Juntem os joelhos e inclinem-se um pouquinho para trás, segurando-se pelas mãos para conservar o equilíbrio. Não curve a parte inferior das costas, não feche o peito nem curve o pescoço.

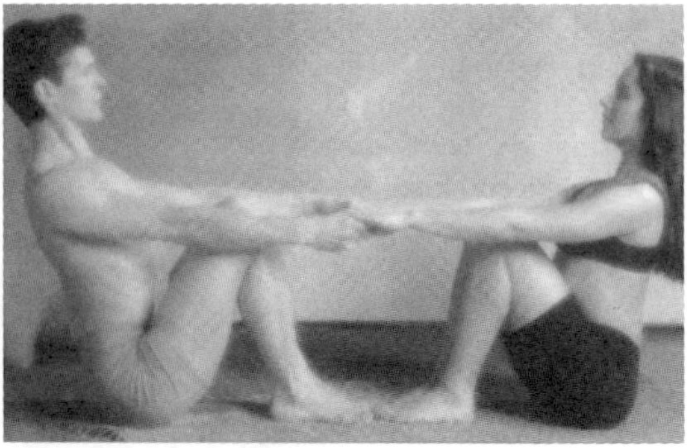

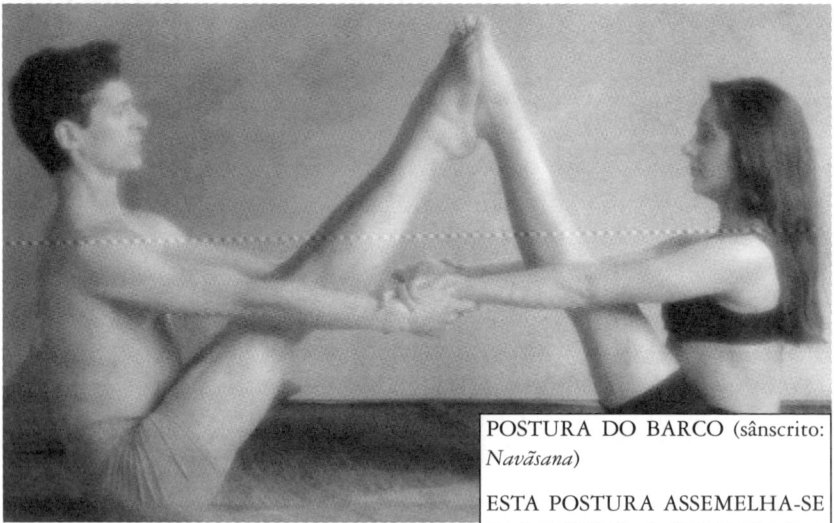

POSTURA DO BARCO (sânscrito: *Navāsana*)

ESTA POSTURA ASSEMELHA-SE VAGAMENTE A UM BARCO A REMO, POR ISSO RECEBE ESSE NOME.

3. A partir dessa posição, entrem na POSTURA DO BARCO. Levante o pé direito e, com a sola, faça pressão sobre o pé esquerdo do parceiro. Apóie o pé contra o pé do parceiro, conservando cuidadosamente o equilíbrio; e estenda a perna por dentro dos braços, segurando forte as mãos do parceiro e alongando bem os braços.

4. Faça a mesma coisa com o pé e a perna esquerdos (e o pé e a perna direitos do parceiro), conservando a perna direita (esquerda) estendidas. Deixem as pernas bem juntas e fiquem nessa posição durante quatro ou cinco ciclos de respiração.

5. (À direita e abaixo) Afastem as pernas, fazendo pressão com os joelhos contra os braços, e fiquem nessa posição durante quatro ou cinco ciclos de respiração. Então, aproximem de novo as pernas e desçam uma perna de cada vez, entrando de novo na POSTURA DO SAPATEIRO.

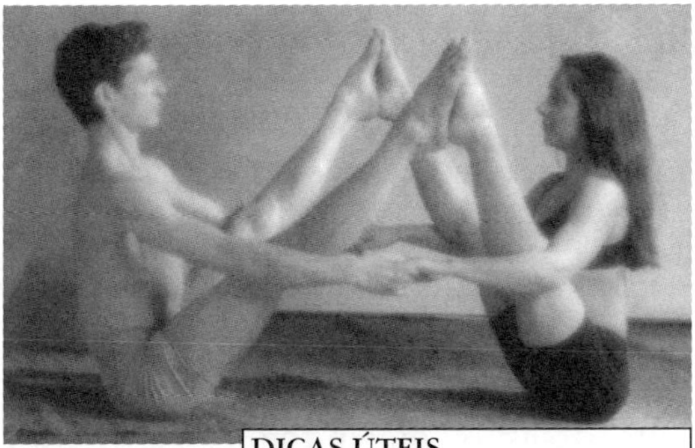

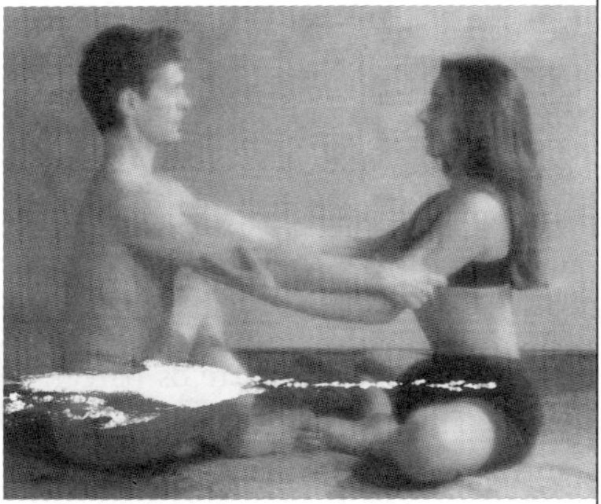

DICAS ÚTEIS

- Antes de começar a seqüência, passem algum tempo simplesmente sentados na POSTURA DO SAPATEIRO, respirando juntos com suavidade.
- Realizem a seqüência devagar. O equilíbrio é importante, e a melhor maneira de manter o equilíbrio consiste em puxar para dentro a parte inferior das costas, pôr os ombros para trás, deixar os braços bem estendidos e manter o olhar suavemente fixo num ponto.
- Sincronizem os seus movimentos ao levantar e esticar primeiro uma perna e depois a outra.
- Dêem apoio e orientação um ao outro no decorrer da seqüência.

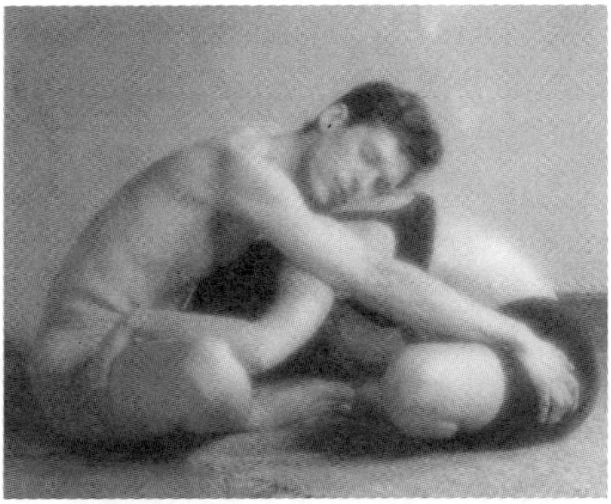

6. Para contra-alongar, um dos parceiros se inclina para a frente, alongando o corpo nos quadris e repousando a cabeça nos pés do parceiro, se possível. O outro se inclina sobre ele, alongando os braços para segurar-lhe os quadris. Relaxem nessa postura e permaneçam assim durante quatro ou cinco ciclos de respiração.

4. ENERGIZAÇÃO

EFEITOS FÍSICOS

Esta seqüência colabora para o desenvolvimento da flexibilidade do corpo e melhora o vigor. Abre o peito e aumenta a capacidade respiratória. Ombros e braços se alongam e a pelve se levanta. As posturas se combinam de modo que o homem e a mulher troquem seus papéis: o homem toma o papel passivo, ajudando a estabilizar a mulher na forte POSTURA DO GUERREIRO, apoiando-a e orientando-a brandamente. Depois os papéis se invertem.

Na segunda parte da seqüência, as pernas, os quadris e a coluna são alongados e relaxados.

Nesta seqüência puxada, o apoio do parceiro é essencial, pois permite um grande aumento de estabilidade na inclinação para a frente.

REFLEXOS EMOCIONAIS

A troca dos papéis ativo e de apoio que ocorre entre os parceiros faz desenvolver e equilibrar o intercâmbio de energia masculina e feminina. A seqüência é vibrante e estimula a força e a vitalidade em todos os aspectos da pessoa.

MEDITAÇÃO

Sou forte e invencível, mas preciso do meu companheiro e o respeito

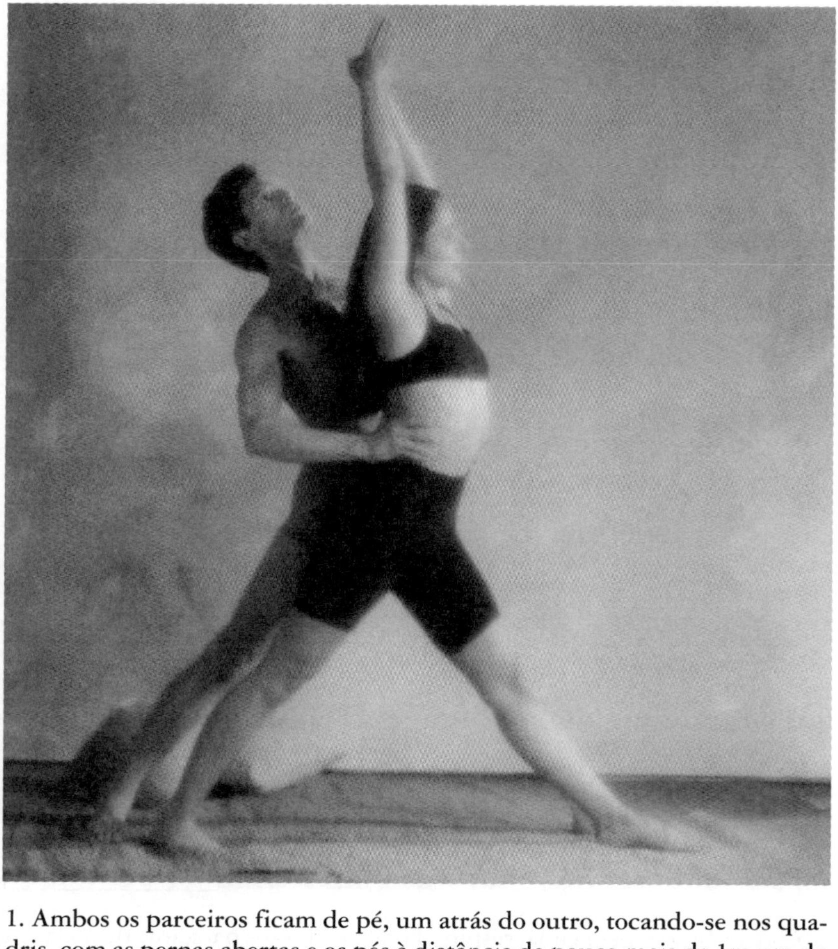

1. Ambos os parceiros ficam de pé, um atrás do outro, tocando-se nos quadris, com as pernas abertas e os pés à distância de pouco mais de 1m um do outro. Virem-se para a esquerda, girando para dentro a ponta do pé direito e conservando o esquerdo apoiado para a frente. Os quadris e o peito seguem a mesma linha do pé esquerdo, que está à frente. Os braços do parceiro que está à frente se levantam verticalmente, encostando nas orelhas.

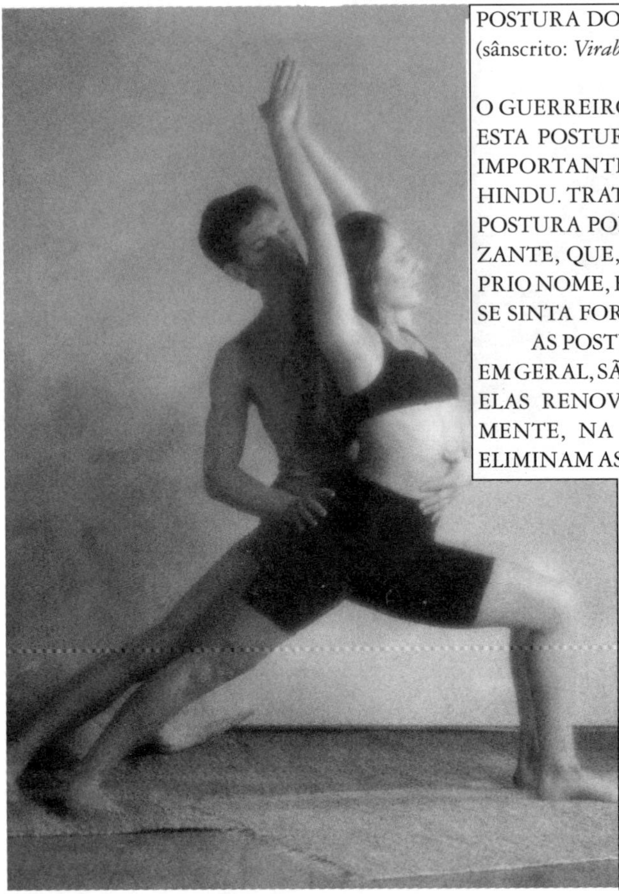

POSTURA DO GUERREIRO
(sânscrito: *Virabhadrasana*)

O GUERREIRO, QUE DÁ NOME A ESTA POSTURA, É UMA FIGURA IMPORTANTE NA MITOLOGIA HINDU. TRATA-SE AQUI DE UMA POSTURA PODEROSA E ENERGIZANTE, QUE, COMO DIZ O PRÓPRIO NOME, FAZ COM QUE VOCÊ SE SINTA FORTE E INVENCÍVEL.

AS POSTURAS FEITAS DE PÉ, EM GERAL, SÃO REVIGORANTES. ELAS RENOVAM O CORPO E A MENTE, NA MEDIDA EM QUE ELIMINAM AS TENSÕES E DORES. ESTIMULAM A DIGESTÃO, REGULAM OS RINS E ALIVIAM A CONSTIPAÇÃO. MELHORAM A CIRCULAÇÃO E A RESPIRAÇÃO. AS COSTAS, OS QUADRIS, OS JOELHOS, O PESCOÇO E OS OMBROS FICAM MAIS FORTES E MAIS ÁGEIS COM A PRÁTICA.

2. Com os braços para cima, respire. Então, ambos os parceiros flexionam a perna para a frente, de modo que a coxa forme um ângulo de 90 graus com a canela. O parceiro de trás ajuda o outro, levantando-lhe a parte da frente da pelve. Deixem estendida a perna que está atrás. O tronco e os braços ficam alongados para cima, ao passo que os olhos, a garganta e a mandíbula ficam relaxados. Respirem profundamente quatro ou cinco vezes.

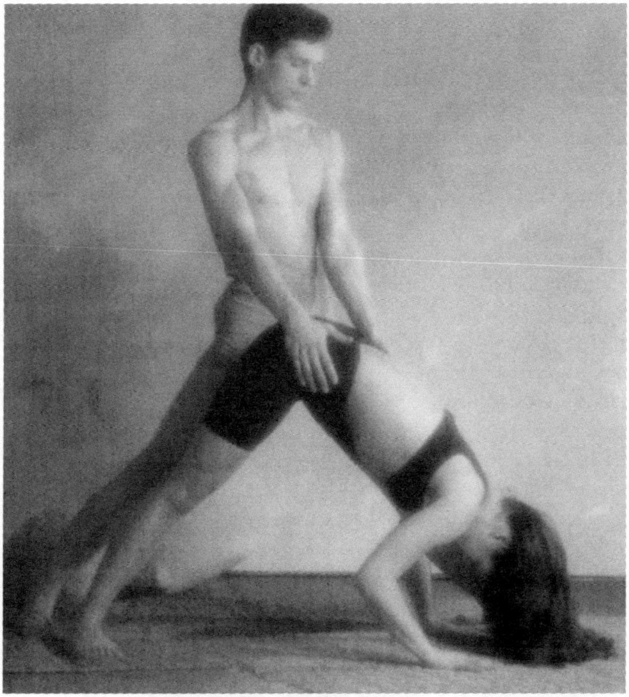

3. Ambos os parceiros trazem para trás o lado esquerdo do quadril, deixando reta a perna esquerda. O parceiro ativo inclina-se para a frente e para baixo, sobre a perna esquerda, distende totalmente o tronco e leva as mãos ao chão. O parceiro de trás segura-o pelos quadris. Fiquem nessa posição durante quatro ou cinco ciclos de respiração.

DICAS ÚTEIS

- Esta seqüência é forte; portanto, mantenham os pés bem firmes. É importante fornecer uma base estável para os movimentos, sobretudo neste caso, em que o alongamento para cima é muito acentuado.
- Na primeira parte do movimento, ao alongar-se para cima na POSTURA DO GUERREIRO, é importante que o cóccix fique voltado para dentro, a fim de não causar tensão à parte inferior das costas. A pelve tem de levantar-se.
- Respire sempre no mesmo ritmo no decorrer de toda a seqüência. Em posturas difíceis, como estas, é mais fácil limitar-se a respirar curto e rápido; por isso, concentre-se em respirar fundo, fazendo o ar chegar lá embaixo, no abdômen.
- Fique na posição durante o número recomendado de ciclos respiratórios. Porém, se lhe parecer que lhe será benéfico permanecer por mais tempo, permaneça; se a tensão for demasiada, permaneça na posição por menos tempo do que foi recomendado.

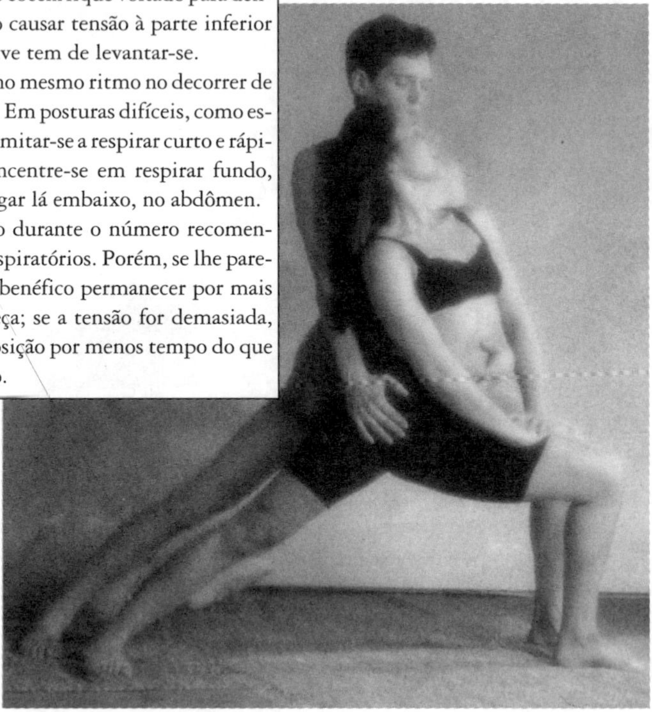

4. O parceiro ativo dobra a perna da frente, coloca uma mão sobre a outra e põe as duas sobre a coxa da perna flexionada; então, suavemente, leva o tronco de volta à posição ereta. Fiquem assim por um ou dois ciclos de respiração e voltem à primeira posição.
5. Repita com a perna direita na frente, mude de lugar com o seu parceiro e faça agora o papel ativo.

5. APROXIMAÇÃO

EFEITOS FÍSICOS

Eis uma postura para fazer junto com um companheiro. O apoio combinado dos dois permite o pleno alongamento e o relaxamento total. Esta seqüência exige uma base bem forte; a perna estendida deve plantar-se firmemente sobre o chão.

Esta postura tonifica o fígado, os rins e a vesícula biliar, e ajuda a digestão. A pelve se abre e a coluna se alonga.

A Postura de Flexão de Troncos para a Frente tem efeito tranqüilizador e, dando novo vigor ao cérebro, colabora para a redução da fadiga.

Faça os movimentos bem devagar, respirando fundo.

REFLEXOS EMOCIONAIS

Esta seqüência inicialmente desenvolve a sensação de estar seguro no seu próprio espaço e, no entanto, também com seu parceiro. No movimento final ambos os parceiros recebem, um do outro, conforto, carinho e apoio. A postura assegura, a cada parceiro, uma identidade separada dentro da consciência da sua inteireza.

MEDITAÇÃO

Estou separado de você, mas sou uma parte de você

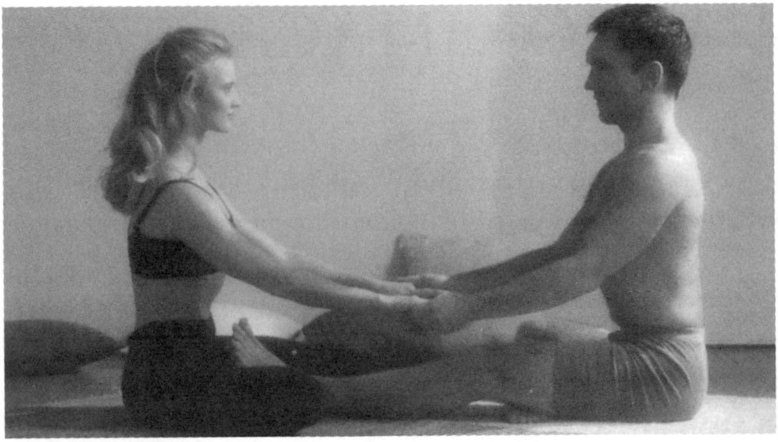

1. Sente-se no chão de frente para o seu parceiro. Estenda a perna esquerda e flexione a direita, colocando o calcanhar direito em contato com a virilha. Com o calcanhar da perna que está esticada, faça leve pressão sobre o pé da perna dobrada do seu parceiro. Segure as mãos do parceiro, mantendo os braços estendidos mas relaxados. Fique ereto e respire bem fundo, conservando a coluna reta e os ombros para trás.

2. Cada um dos parceiros se apóia na própria coluna e gira o tronco na direção da perna dobrada. Uma das mãos se apóia no chão, um pouco atrás da base da coluna; a outra se apóia, com uma certa pressão, sobre o joelho da perna estendida do parceiro, a fim de colaborar para a estabilidade da postura. Fiquem nessa posição durante quatro ou cinco ciclos de respiração.

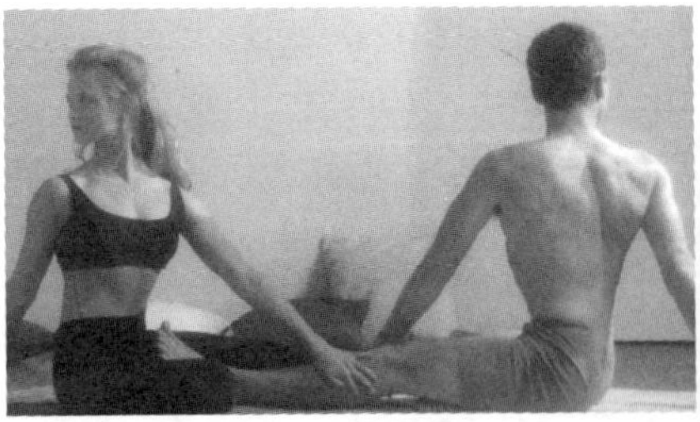

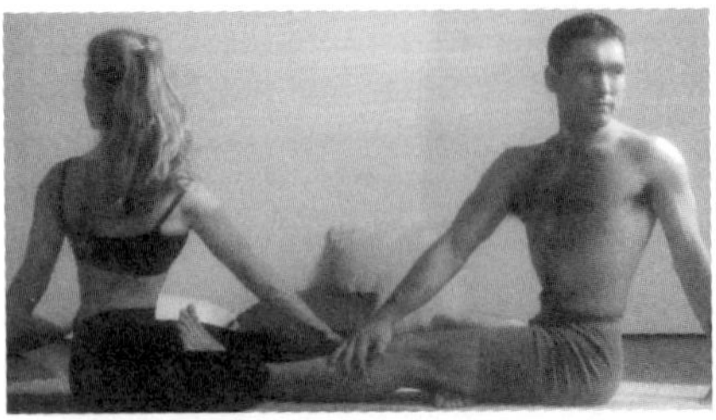

3. Os parceiros elevam e giram o tronco na direção oposta até estarem olhando para trás; de novo, uma das mãos se apóia no chão atrás e a outra no joelho da própria perna esticada. Fiquem nessa posição durante quatro ou cinco ciclos de respiração.

DICAS ÚTEIS

- Se a parte inferior das costas lhe parecer rígida, sente-se sobre uma almofada firme ou sobre um cobertor dobrado.
- Se o joelho flexionado não alcançar o chão, ponha uma pequena almofada debaixo dele.
- Na POSTURA DE FLEXÃO DO TRONCO PARA A FRENTE, coloque um cobertor dobrado ou uma almofada sob o peito do parceiro que estiver por baixo, caso ele sinta tensão na parte inferior das costas.
- Respire bem suavemente na POSTURA DE FLEXÃO DO TRONCO PARA A FRENTE, deixando que o corpo se relaxe cada vez mais.
- Procure deixar a perna da frente estendida ao longo de toda a postura. Se no começo isso for muito difícil, flexione-a ligeiramente.

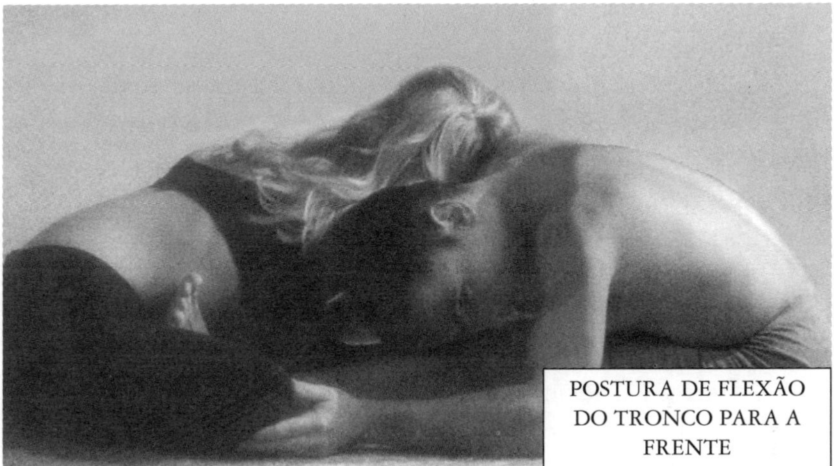

POSTURA DE FLEXÃO DO TRONCO PARA A FRENTE
(sânscrito: *Janu Sirsasana*)

JANU SIGNIFICA "JOELHO" E *SIRSA* SIGNIFICA "CABEÇA"; ASSIM, A FLEXÃO DO TRONCO PARA A FRENTE CULMINA QUANDO A CABEÇA ENCOSTA NO JOELHO. ESSA SEQÜÊNCIA É PARTICULARMENTE BENÉFICA QUANDO VOCÊ ESTÁ SE SENTINDO ESGOTADO OU UM POUCO LETÁRGICO.

4. Voltem à primeira posição e inclinem-se para a frente, na POSTURA DE FLEXÃO DO TRONCO PARA A FRENTE, mantendo a perna esquerda bem estendida, elevando o peito e a coluna e forçando para trás os ossos das nádegas. Os parceiros alongam-se e inclinam-se um sobre o outro. Fiquem nessa posição por tanto tempo quanto lhes parecer cômodo.
5. Voltem à primeira posição, troquem a posição das pernas e repitam toda a seqüência.

OS ÓRGÃOS INTERNOS

Existem muitas semelhanças entre as antigas tradições hindu e chinesa, e a que mais salta aos olhos é a semelhança de concepção da natureza da energia (na yoga, *prana;* na medicina chinesa, o *chi*) e da função dos órgãos internos.

Em ambas as tradições, o chi, ou o prana, é a nossa força vital, que circula pelos meridianos, canais invisíveis existentes no corpo, por meio dos quais o chi chega aos órgãos e harmoniza-lhes a atividade. Quando o chi circula normalmente pelo corpo, este fica protegido contra as doenças; estas surgem devido aos bloqueios no fluxo de chi.

Cada órgão tem certas qualidades físicas e emocionais específicas. O coração, por exemplo, não é somente o maior órgão do sistema circulatório, mas também o centro das nossas emoções. Os bloqueios nessa área podem causar instabilidade do estado de humor e explosões emotivas, além de problemas físicos como a angina ou doenças nas artérias.

Os problemas do pulmão manifestam-se fisicamente como resfriado, gripe e asma, e emocionalmente como uma tristeza enorme. O fígado e a vesícula biliar operam em conjunto, e suas disfunções podem provocar úlceras gástricas, problemas nos olhos e dor de estômago. Emocionalmente, o fígado e a vesícula biliar são associados à depressão, à raiva e à frustração.

Os distúrbios nos rins se expressam emocionalmente sob a forma de medo e ansiedade, e fisicamente nos problemas do ouvido e na esterilidade. O baço e o estômago estão ligados à ansiedade, à melancolia e ao *stress*, e suas disfunções costumam manifestar-se no corpo sob a forma de fraqueza generalizada, preguiça, diarréia e anemia.

As *asanas* da yoga e as seqüências apresentadas estimulam os órgãos internos e os meridianos através dos giros e alongamentos, eliminando os bloqueios já existentes ou em formação e promovendo o equilíbrio das energias e a perfeição da saúde.

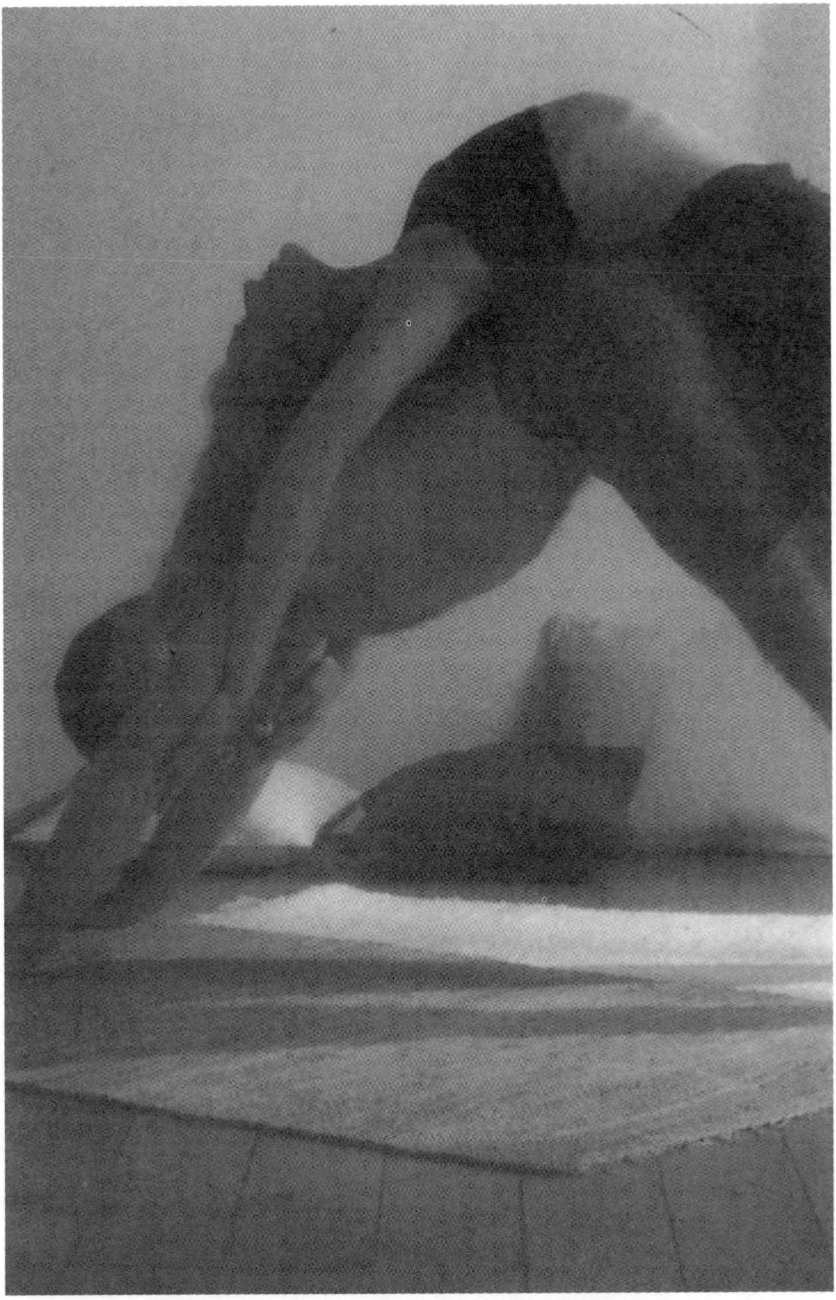

4 PARA COMEÇAR O DIA JUNTOS

O estado de vigília é aquele em que temos contato sensível com a nossa própria pessoa e com as pessoas que nos rodeiam. Essa sensibilidade, essa consciência, é uma das principais condições do amor. Infelizmente, do ponto de vista emocional, é enorme o número de pessoas hoje em dia que, quando acordadas, estão meio dormindo, e, quando dormindo, estão meio acordadas. A plena atividade do pensamento e do sentimento é indispensável para a arte do amor.

As palavras podem ser malcompreendidas. Sem a necessidade de falar, sem a necessidade de compreender, os enamorados podem encontrar um ao outro.

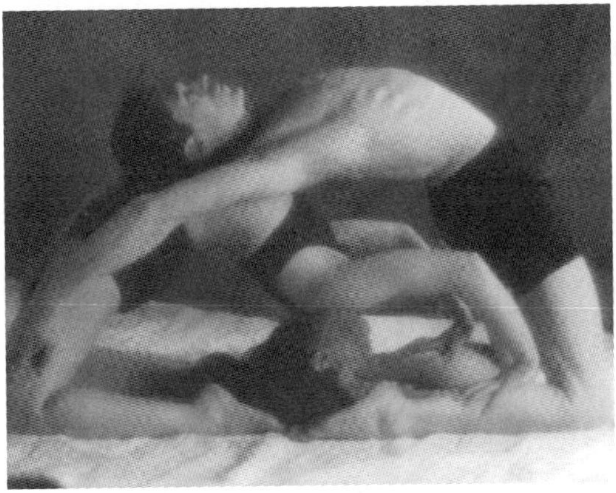

Quando estamos cheios de vida e nossa mente está limpa e equilibrada, nós nos abrimos à dádiva do amor

Por isso, em qualquer relacionamento amoroso, a primeira parte da manhã é extremamente importante. Se não despertarmos plenamente um para o outro, a manhã pode se transformar num campo minado de tensões e emoções descontroladas. Os conflitos só não acontecem porque não temos tempo. Física e emocionalmente, estamos na nossa pior forma, entupidos de toxinas e dos resíduos mentais da noite anterior. Muitas vezes não ocorre uma comunicação de verdade, e é bastante comum que problemas aparentemente pequenos vão se acumulando dia a dia e crescendo em intensidade até se manifestarem sob a forma de raiva.

Se conseguirmos praticar a *Yoga do Amor* nesse momento difícil do dia, os benefícios serão imensos. As seqüências são fonte de vigor e equilíbrio e ajudam-nos a limpar o corpo e a mente para o dia que começa. Os pontos principais são o equilíbrio, o apoio e a comunicação. Como vimos no Capítulo 3, "A Aproximação", o contato físico pode servir de ponte quando a comunicação verbal entre os companheiros está tensa ou deficiente.

Os exercícios aliviam a tensão e a raiva naquelas partes do corpo onde essas emoções costumam se acumular, como o pescoço, os ombros e os quadris. Concentram a mente e as emoções para o dia que chega. Os movimentos têm uma inequívoca qualidade energizante: são perfeitos para começar o dia. Quando estamos cheios de vida e nossa mente está limpa e equilibrada, nós nos abrimos à dádiva do amor.

1. RECEBER

EFEITOS FÍSICOS

Esta postura é a melhor para vocês começarem o dia juntos. É um alongamento simples para cima, no qual você faz uso da respiração para absorver a maior quantidade possível de oxigênio, a fim de revitalizar o corpo depois do sono da noite. Apoiando-se nas costas do seu companheiro para erguer-se, alongar-se e relaxar, você vai se sentir revigorado e preparado para o dia que começa.

O alongamento do corpo no sentido vertical colabora para a concentração de energias naturais. Estendendo os braços para cima, você expande o peito, aumentando a capacidade de respirar profundamente. A coluna e o pescoço se alongam, bem como os músculos dos ombros e dos braços. O alongamento vertical das pernas firma as coxas e os quadris.

Ao baixar os braços e girar para um lado e para o outro, você também tonifica e alonga suavemente os órgãos abdominais.

REFLEXOS EMOCIONAIS

Nesta seqüência, você abre o corpo e a mente para o novo dia. Tem ela um efeito de concentração, superando o peso da noite e preenchendo o corpo de um novo vigor.

MEDITAÇÃO

Estou pronto para receber o dia

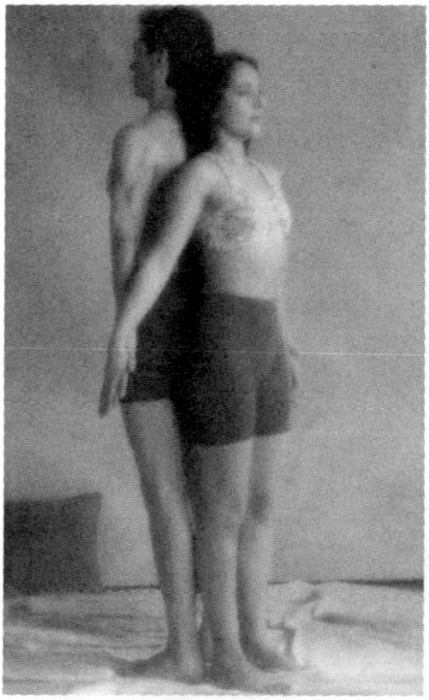

1. (À esquerda) Fiquem de pé, de costas um para o outro, e estendam os braços para baixo, fazendo com que as mãos se toquem palma a palma. Os pés devem estar firmemente plantados no chão em toda a extensão da sola, do calcanhar aos dedos, passando pela parte arredondada que fica antes do dedo maior. Contraiam os músculos das coxas, puxando para cima as rótulas; contraiam os músculos das nádegas e levantem o peito.

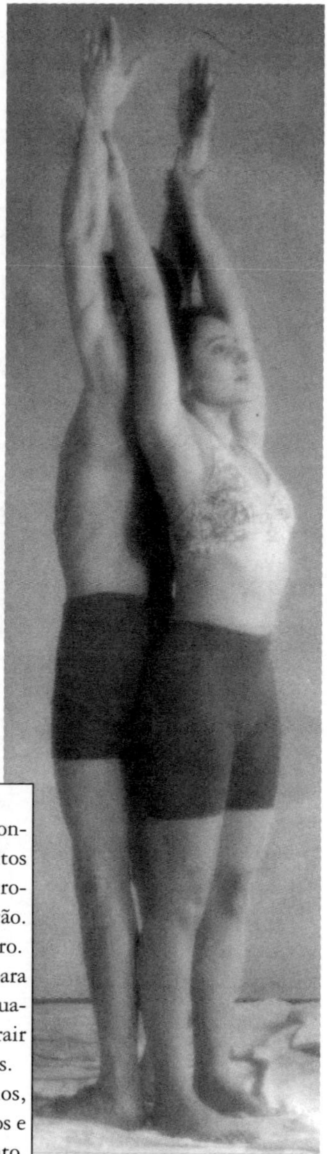

2. (À direita) Inalando o ar profundamente, levantem ao mesmo tempo os braços para cima, alongando-os. Expirem o ar e fiquem nessa posição durante quatro ou cinco ciclos de respiração.

DICAS ÚTEIS

- Façam bem devagar o primeiro alongamento do dia. Respirem juntos em silêncio por um tempo, sincronizando aos poucos a respiração. Tomem consciência um do outro.
- Quando vocês se alongarem para cima, estendam o corpo juntos, suavemente. Lembrem-se de contrair o abdômen ao levantar os braços.
- Quando girarem para os lados, mantenham os braços estendidos e os quadris firmemente em contato.
- Como em todas as seqüências, deixem os olhos, a garganta e a mandíbula bem relaxados; respirem fundo e regularmente.

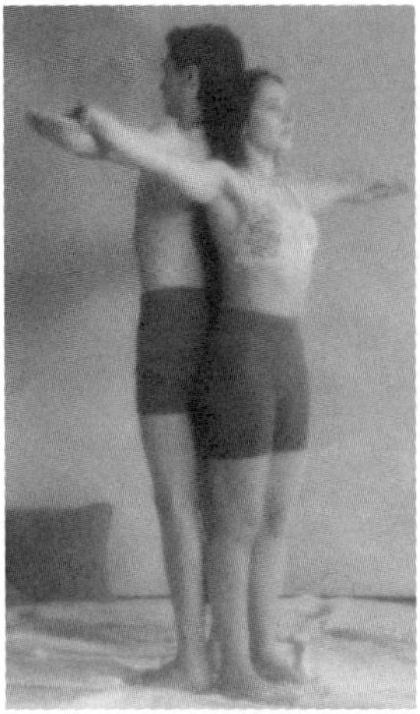

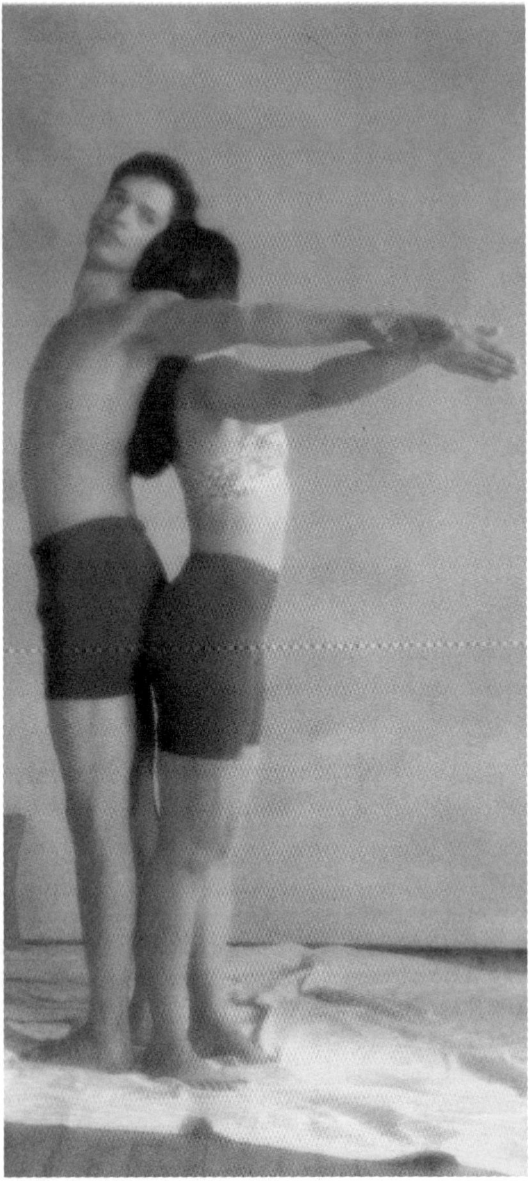

3. (Acima) Exalando o ar, baixem os braços até a altura dos ombros e estendam-se para os lados, alongando-se. Fiquem nessa posição durante quatro ou cinco ciclos de respiração.

4. (À direita) Sem mover os quadris, virem para a esquerda e fiquem nessa posição durante quatro ou cinco ciclos respiratórios. Depois virem para a direita e de novo mantenham a posição durante quatro ou cinco ciclos de respiração. Mantenham a coluna bem reta no decorrer de todo o processo.

5. Voltem à posição média e baixem os braços, de modo a concentrarem-se de novo na primeira posição.

2. EXTENSÃO

EFEITOS FÍSICOS

Trata-se de um desenvolvimento da primeira seqüência. Desta vez, as pernas e os quadris se alongam mais. Agora vocês ficam de frente um para o outro, e esta postura exige mais apoio mútuo da parte de vocês.

Esta seqüência colabora para aliviar a rigidez nas pernas e nas articulações dos quadris, na medida em que o tronco se inclina para a frente.

A coluna se alonga e o apoio do parceiro o ajuda a relaxar e alongar-se ainda mais. Nesta seqüência, vocês dependem um do outro para obter um apoio firme e uma boa estabilidade.

A segunda parte da seqüência, na qual uma perna fica à frente da outra, proporciona uma excelente ocasião de alongamento para os músculos do jarrete, na parte posterior das pernas.

REFLEXOS EMOCIONAIS

Esta seqüência se desenvolve a partir de uma posição ereta e estável, na qual cada um dos parceiros se sente forte e seguro por si mesmo. Inclinando-se um na direção do outro, eles permutam sua confiança num abraço amoroso.

MEDITAÇÃO

Estendo meus braços e abraço o dia

1. Fiquem de pé, de frente um para o outro. Coloque as mãos sobre os ombros do parceiro; o parceiro deve colocar as mãos nos seus quadris.

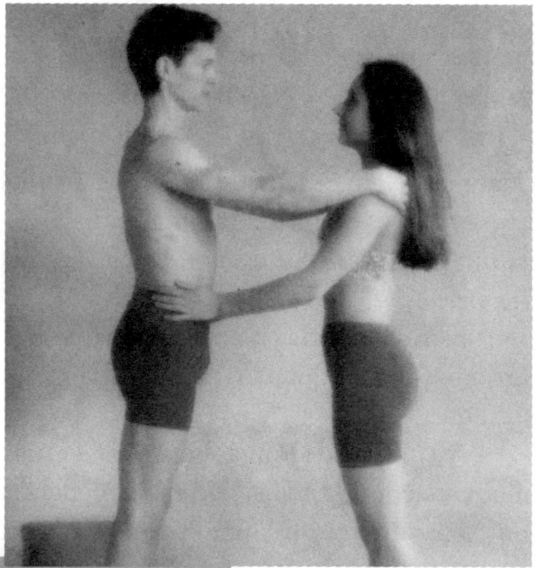

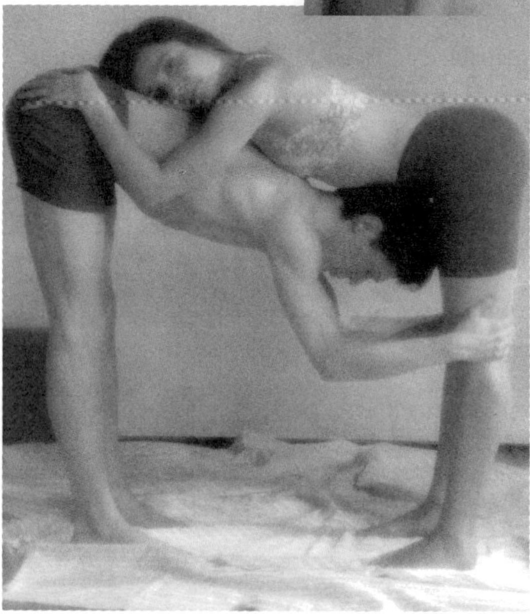

2. (À esquerda) Incline o tronco até a posição horizontal, segurando na parte de trás das coxas do parceiro. Ele então se inclina para a frente e repousa sobre o seu tronco, segurando você pelos quadris e alongando-se sobre as suas costas. Fiquem nessa posição durante quatro ou cinco ciclos de respiração.

3. Voltem lentamente à primeira posição. Inclinem-se de novo para a frente, só que desta vez o outro fica por cima. Fiquem nessa posição durante quatro ou cinco ciclos de respiração.

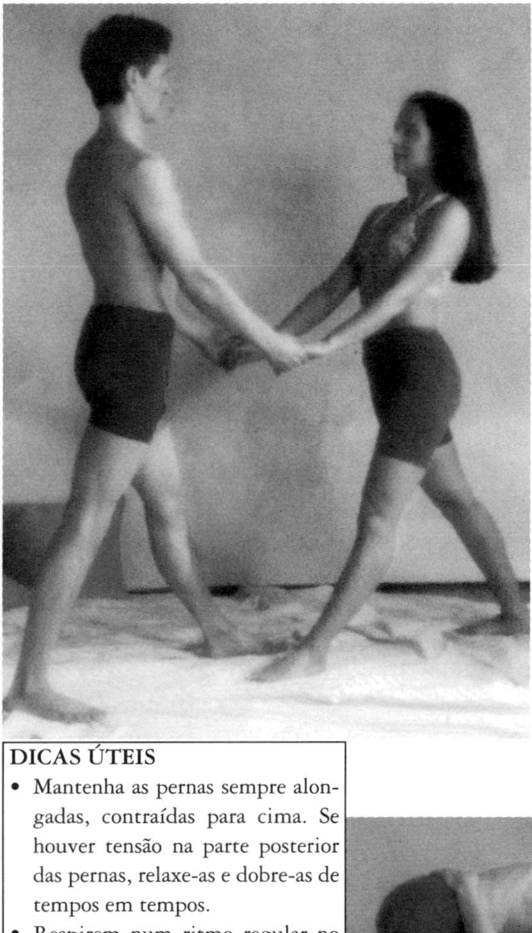

4. Voltem à primeira posição e segurem-se pelas mãos. Ponham ambos a perna esquerda para a frente, deixando a direita para trás e o pé direito num ângulo de 45 graus. Os quadris e o peito devem estar voltados de frente para o parceiro.

5. (Abaixo) Inclinem-se para a frente na direção um do outro; como antes, um dos parceiros se alonga sobre o outro. Fiquem nessa posição durante quatro ou cinco ciclos de respiração.

6. Levantem-se e repitam as etapas 4 e 5 com a perna direita à frente.

DICAS ÚTEIS

- Mantenha as pernas sempre alongadas, contraídas para cima. Se houver tensão na parte posterior das pernas, relaxe-as e dobre-as de tempos em tempos.
- Respirem num ritmo regular no decorrer de toda a postura e caprichem no apoio dado ao parceiro.

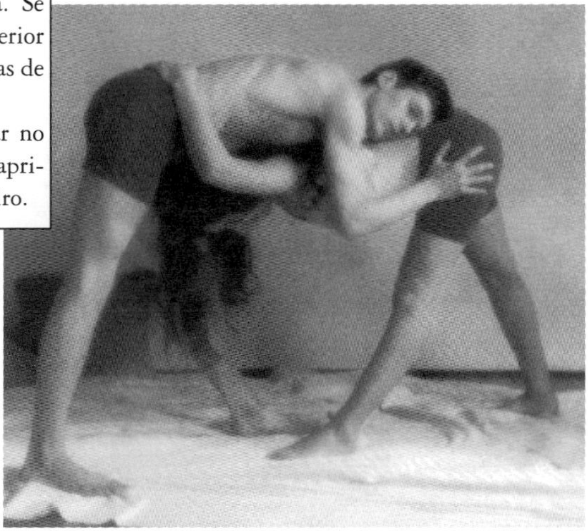

3. MUDANÇA

EFEITOS FÍSICOS

Esta seqüência de movimentos é maravilhosa para tonificar a parte inferior das costas.

Ela elimina as gordurinhas ao redor da região abdominal e tonifica os músculos abdominais, colaborando para o alívio dos problemas gástricos.

Os braços, as pernas e o peito são alongados de forma excelente.

Trata-se de uma seqüência de movimentos que tem o poder de limpar e energizar.

REFLEXOS EMOCIONAIS

A tonificação do estômago desenvolve a nossa capacidade de aceitar as mudanças e acolher tudo o que é novo. O fortalecimento desse órgão aumenta a nossa capacidade de assimilar os novos fatos, acontecimentos e emoções.

MEDITAÇÃO

Estou pronto para a mudança

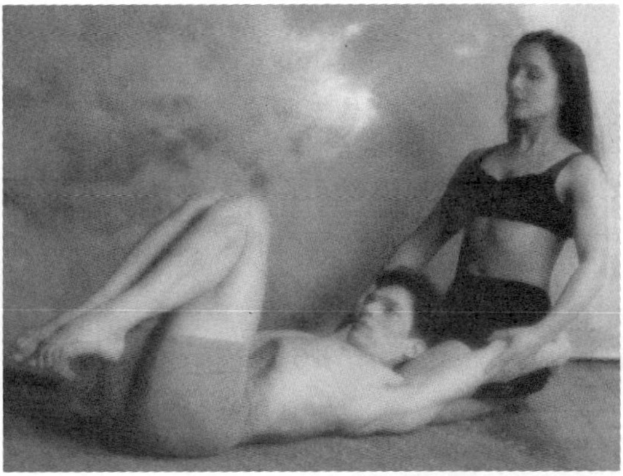

1. Deite-se de costas no chão e estenda os braços para trás, segurando na cintura do parceiro. Flexione os joelhos e traga-os até o peito. O parceiro que está atrás senta sobre as próprias pernas; tomando cuidado para não forçar demais, usa o peso do próprio corpo para alongar suavemente os braços do parceiro que está deitado.

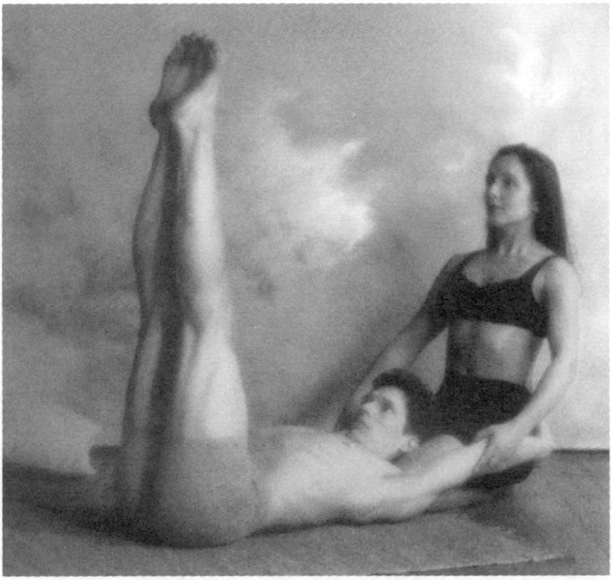

2. Deite-se com o corpo bem rente ao chão e ponha as pernas na posição vertical. O parceiro, puxando com força os seus braços para trás, deve alongar bastante a sua coluna e as suas costelas. Fique nessa posição durante quatro ou cinco ciclos de respiração.

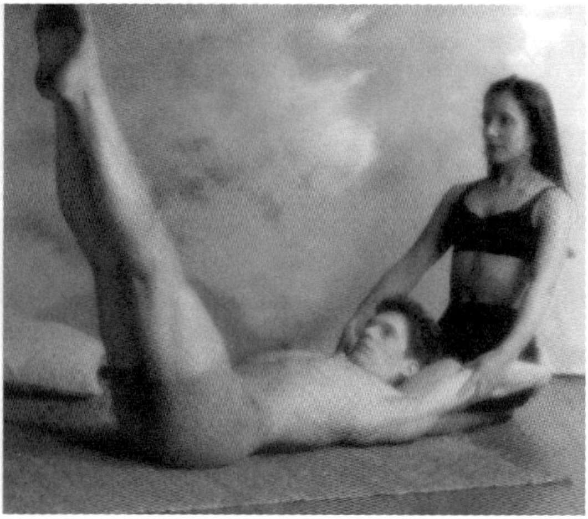

3. Inspire profundamente o ar e, ao expirar, baixe as pernas para um ângulo de 60 graus. Fique nessa posição durante dois ciclos respiratórios. Lembre-se de alongar as pernas até os pés e de manter a cintura bem colada no chão.

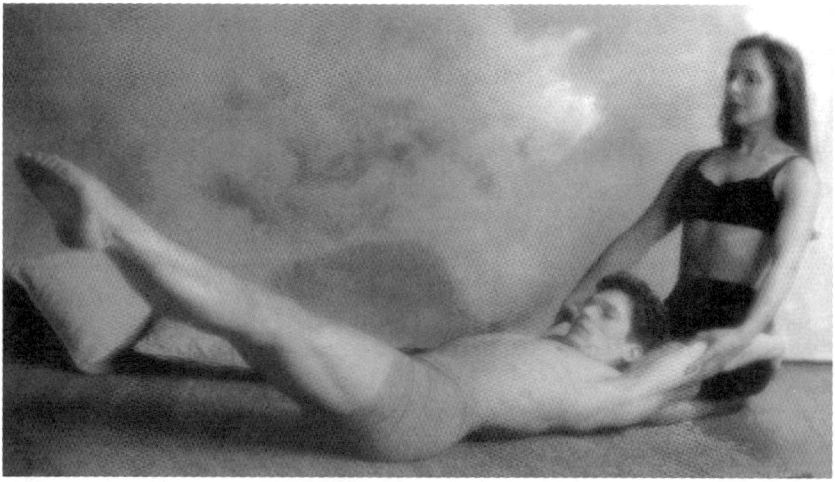

4. Respire fundo de novo e, ao expirar, baixe as pernas para um ângulo de 30 graus. Fique nessa posição durante dois ciclos de respiração. Lembre-se de alongar as pernas até os pés e de manter a cintura bem colada no chão.

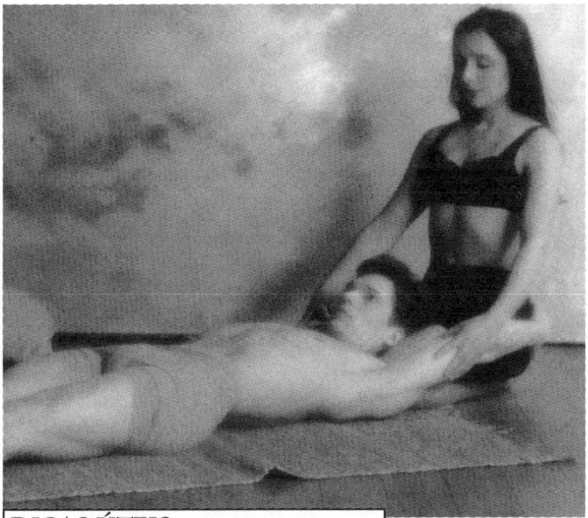

5. Lentamente, baixe as pernas até o chão. O parceiro deve continuar alongando seus braços para trás.

DICAS ÚTEIS

- Se você ficar com dor nas costas durante a seqüência, veja se você é capaz de colar ainda mais firmemente a parte inferior das costas ao chão. Se isso não funcionar, procure fazer a seqüência com os joelhos ligeiramente flexionados. Se nem isso resolver, pare o movimento.
- Deixe a garganta, a mandíbula e os olhos sempre relaxados. Esta seqüência costuma levar o praticante a contrair a garganta e a mandíbula; por isso, você deve relaxar conscientemente essa região, para evitar que a tensão se acumule na cabeça, no pescoço e nos ombros.
- Respire com regularidade no decorrer de toda a seqüência.

6. Flexione as pernas e traga os joelhos até o peito e estique a ponta dos pés. O parceiro deve vir para a frente e fazer pressão sobre as suas canelas para aliviar a tensão na parte inferior das costas.

7. Troquem de lugar e repitam a seqüência.

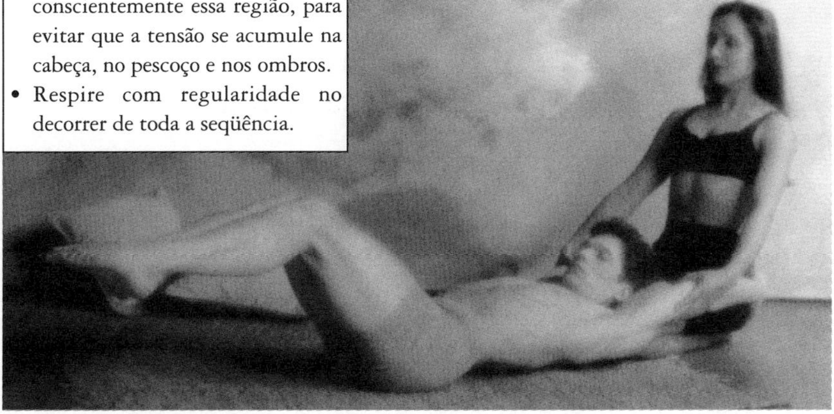

4. FORÇA VITAL

EFEITOS FÍSICOS

Recomenda-se que, antes de começar esta seqüência, você se aqueça praticando as seqüências anteriores. A estabilidade e a abertura alcançadas nos estágios anteriores serão necessárias para que você aprecie plenamente esta etapa e se sinta bem ao praticá-la.

Trata-se de uma seqüência revigorante que colabora para lhe dar força e flexibilidade no corpo. O alongamento da coluna é bem intenso; as pernas são alongadas ao máximo e os órgãos internos são tonificados.

O apoio do parceiro há de ajudar você a alongar-se totalmente a partir de uma posição estática.

REFLEXOS EMOCIONAIS

Segundo a filosofia yogue, a força vital fica acumulada na base da coluna. Essa energia é chamada *Kundalini* (sânscrito: "aquela que se enrola"). Os bloqueios existentes na coluna inibem essa energia vital e causam letargia e tristeza. Os alongamentos da coluna nesta seqüência, por outro lado, eliminam os bloqueios e colaboram para que você liberte a energia vital.

MEDITAÇÃO

A energia do universo me abastece abundantemente

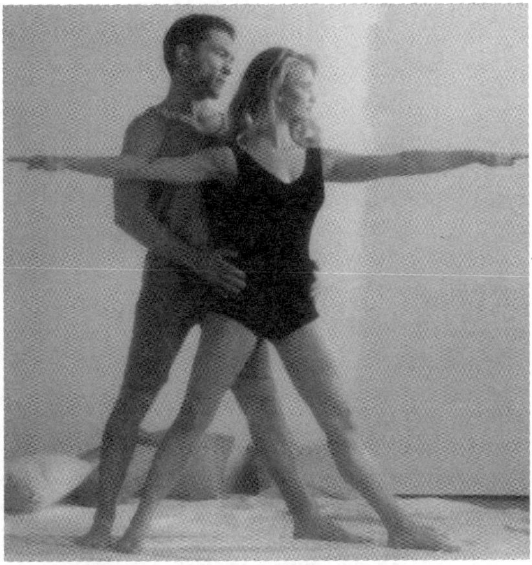

1. Fiquem de pé um atrás do outro, os pés separados por uma distância de cerca de 1m, quadris colados aos quadris, ombros colados ao peito.
2. Girem o pé direito um pouquinho para dentro e o esquerdo 90 graus para fora. O calcanhar esquerdo deve estar apontando para o meio da parte interna do pé direito. O parceiro ativo levanta os braços à altura dos ombros e abre-os para os lados, alongando-os até as pontas dos dedos e mantendo os pulsos no mesmo nível dos ombros. O parceiro de apoio põe as mãos na cintura do outro, dando-lhe estabilidade e equilíbrio.

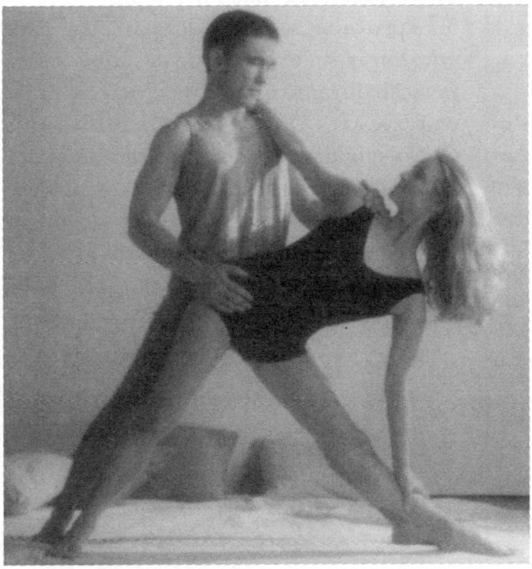

3. O parceiro de apoio põe a mão esquerda no seu ombro direito ao mesmo tempo que você lentamente baixa o corpo para o lado esquerdo, mantendo-o sempre alinhado com a perna que está à frente. Com a mão esquerda, segure o tornozelo; com a direita, enlace o ombro do parceiro. Em suma, use o tornozelo e o parceiro para apoiar-se. Fique nessa posição durante quatro ou cinco ciclos de respiração.

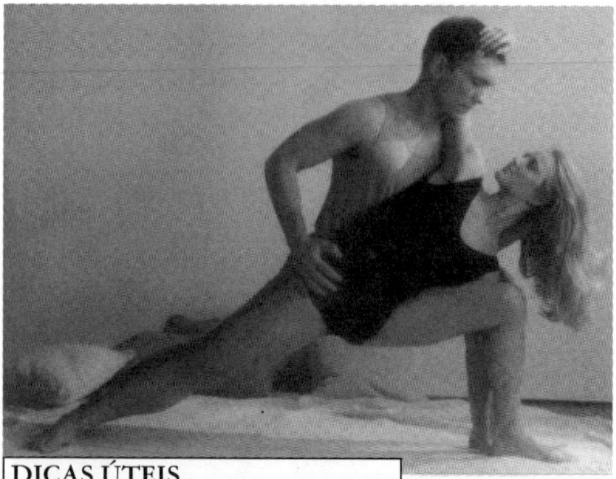

4. Agora, os dois parceiros levam um pouco à frente o pé esquerdo, de modo que a perna esquerda, ao flexionar-se, possa formar um ângulo reto: as coxas paralelas ao chão e as canelas na vertical. Quando a perna esquerda se flexiona, o peso do corpo cai com força sobre o lado externo do pé direito. O joelho flexionado fica diretamente acima do centro do pé esquerdo. O parceiro ativo alonga o tronco na direção do joelho flexionado. Dê o mesmo alongamento a ambos os lados da caixa torácica. Alcance o chão com a mão esquerda. (De início, equilibre-se apoiando-se nas pontas dos dedos; com a prática desta seqüência, dia virá em que você será capaz de pôr toda a palma da mão no chão.)

5. Aproveite a ajuda do parceiro para equilibrar-se e apoiar-se e fique nessa posição durante quatro ou cinco ciclos de respiração.

6. Ao sair da posição, inspire o ar. Para sair, use a força da perna esquerda. Depois, faça a mesma posição do outro lado, dando uma continuidade graciosa ao movimento.

7. Troquem de lugar e repitam a seqüência.

DICAS ÚTEIS

- Nesta seqüência, o parceiro de apoio deve ajudar você a conservar as costas e os quadris na mesma linha, de modo que o cóccix fique no mesmo plano que a nuca e a parte de trás da cabeça.
- Esta é uma seqüência que exige muito esforço; por isso, dêem apoio firme um ao outro. Ao entrar na postura, respirem e alonguem-se juntos.
- Fixe os pés firmemente no chão para poder alongar-se a partir de uma base sólida.
- Ao entrar na parte final da seqüência, imagine uma linha reta ligando o seu calcanhar de trás ao alto de sua cabeça; alongue-se na direção dessa linha.
- No decorrer de toda essa seqüência, mantenha as omoplatas para dentro e os ombros para trás, de modo que o peito fique bem aberto.
- Os olhos, a garganta e a mandíbula devem ficar sempre relaxados, e a respiração, regular.
- Fique na postura somente enquanto ela não lhe causar incômodo.

5. NUTRIÇÃO

EFEITOS FÍSICOS

Esta seqüência é benéfica para ambos os parceiros, uma vez que a combinação favorece um forte alongamento na segunda seção.

Na POSTURA DO CÃO, os tornozelos e as pernas se alongam bem, eliminando a rigidez que aí se aloja.

Os ombros são fortemente alongados e os músculos abdominais são tonificados e fortalecidos.

A seqüência alimenta as células cerebrais e alivia o cansaço.

No meio da seqüência, os papéis se invertem e o parceiro de apoio se torna aquele que recebe o apoio do outro. Quando este, que agora recebe apoio, alonga as próprias costas sobre as costas do outro, o diafragma se abre; na parte final da seqüência, é a parte superior do peito que se abre totalmente. O apoio recebido do parceiro prostrado também é benéfico.

Trata-se de uma série de movimentos com efeitos rejuvenescedores.

REFLEXOS EMOCIONAIS

Nesta seqüência, o parceiro de apoio fica fixo e estável tanto na POSTURA DO CÃO quanto na POSTURA DA CRIANÇA. Imagine-se como uma grande árvore, enraizada firmemente no chão, tirando sua energia da terra e proporcionando alimento, abrigo e apoio.

MEDITAÇÃO

Sou forte e estou pronto para me doar

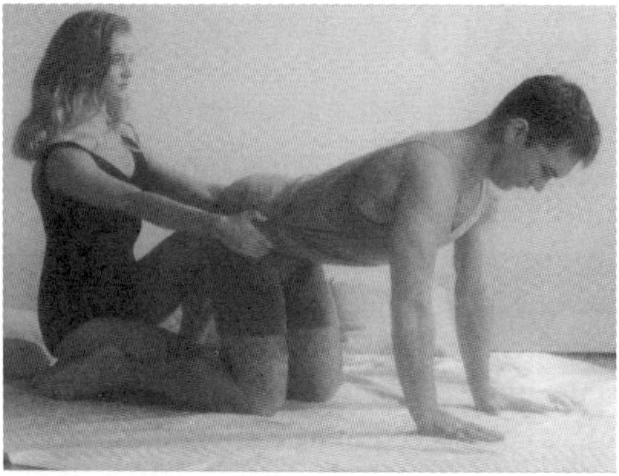

1. Fique de quatro, apoiando-se nas mãos e nos joelhos, e alongue a coluna. O parceiro se senta atrás de você na posição que for mais confortável para ele; então, pega você pelos quadris e alonga-os para trás. Fique nessa posição durante quatro ou cinco ciclos de respiração.

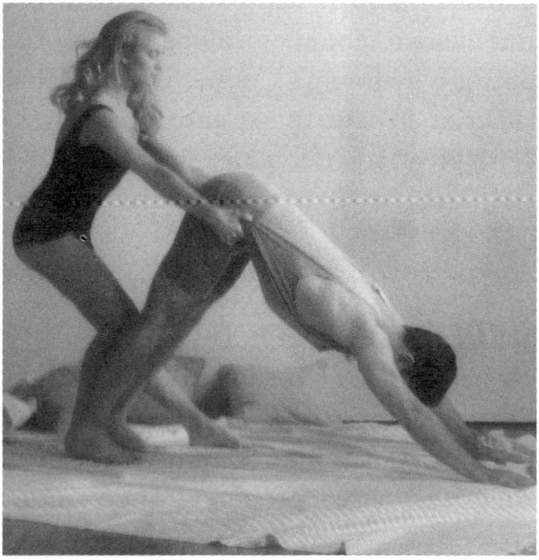

2. O parceiro fica de pé e, no movimento, puxa para cima os seus quadris, deixando as suas pernas retas fazendo-o entrar na POSTURA DO CÃO. Apóie-se firmemente no chão com os calcanhares e as mãos; levante as costas, erguendo também os quadris e afastando-os dos ombros. Aproxime o peito das pernas. O corpo todo agora forma um grande "V", com as pernas alongando-se a partir dos calcanhares e o tronco como que afastando-se ao máximo das mãos que lhe dão apoio.
Mantendo os quadris levantados com a ajuda do parceiro, alongue ao máximo as coxas e as canelas.
Relaxe a cabeça e o pescoço. Respire com regularidade e fique nessa posição durante quatro ou cinco ciclos respiratórios.

POSTURA DO CÃO
(sânscrito: *Adho Mukha Svanasana*)

ADHO MUKHA SIGNIFICA "COM O ROSTO PARA BAIXO"; *SVAN* SIGNIFICA "CÃO". A POSTURA ASSEMELHA-SE A UM CÃO ESPREGUIÇANDO-SE, COM A CABEÇA E AS PATAS DA FRENTE ABAIXADAS E APONTADAS PARA DIANTE E AS PATAS TRASEIRAS PLANTADAS NO CHÃO — DAÍ SEU NOME. ESSA POSTURA CLÁSSICA ACALMA O CORAÇÃO E REJUVENESCE O CORPO, AO PASSO QUE O AUMENTO DO FLUXO SANGÜÍNEO ALIMENTA O CÉREBRO.

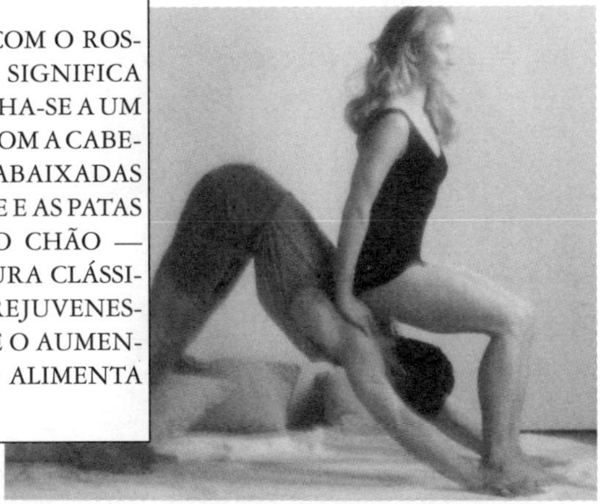

3. (Acima e abaixo) O parceiro vai para a sua frente e põe os pés entre as suas mãos, repousando os quadris suavemente sobre a parte superior das suas costas. Deita-se então sobre as suas costas, flexionando o pescoço sobre seus quadris e alongando as pernas para a frente. Fiquem nessa posição durante quatro ou cinco ciclos respiratórios.

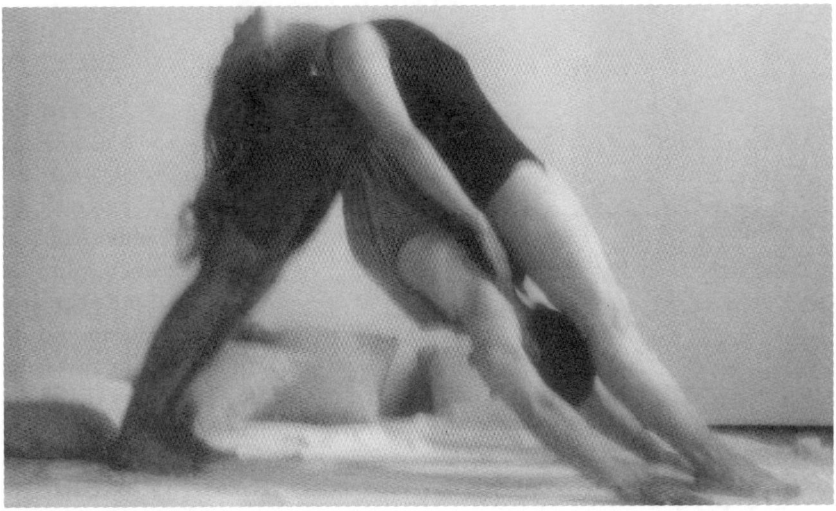

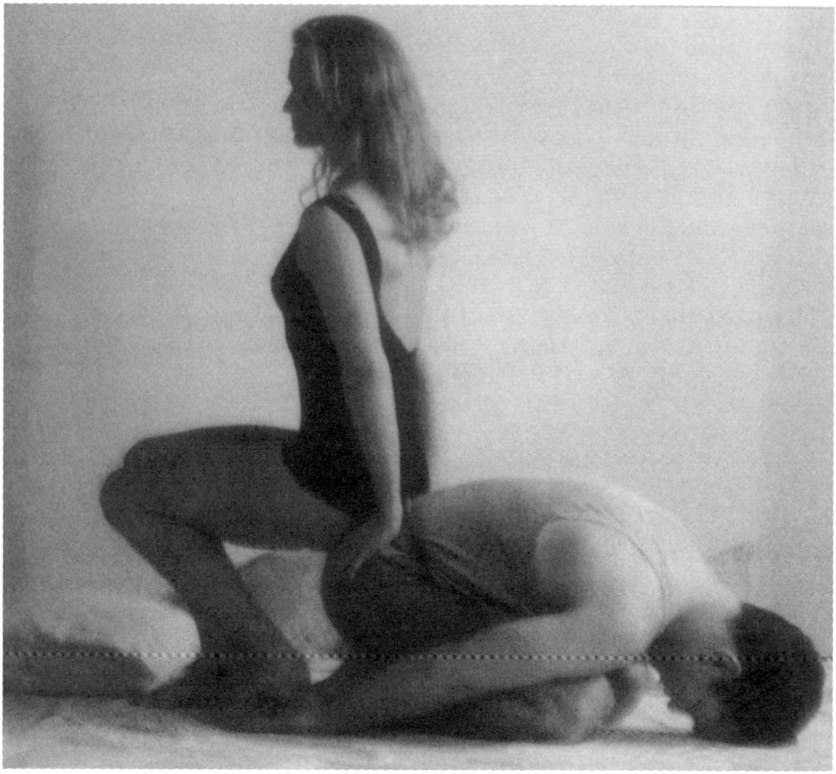

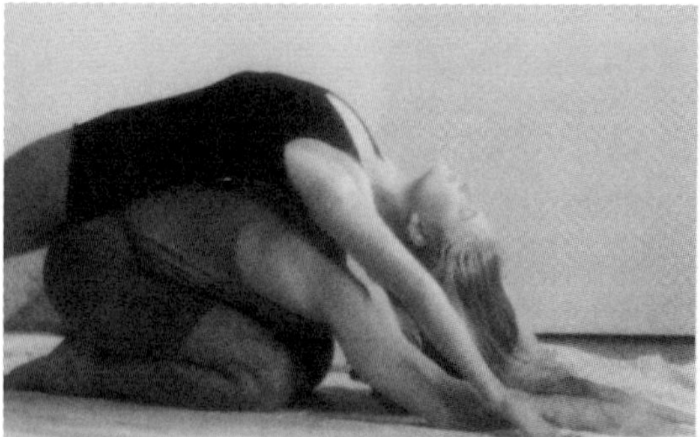

4. (Acima e à esquerda) Entre na POSTURA DA CRIANÇA. O parceiro se senta sobre seus quadris e alonga o tronco sobre as suas costas, com os braços e as pernas estendidos. Fiquem nessa posição durante quatro ou cinco ciclos de respiração.

DICAS ÚTEIS

- Lembrem-se de manter o tronco bem alongado nesta postura, conservando a respiração suave e regular no decorrer de todos os movimentos.
- Na POSTURA DO CÃO, contraia os músculos abdominais para dentro e o diafragma para cima.
- Tente conservar a cabeça e o pescoço passivos no decorrer de toda a seqüência, com os olhos, a garganta e a mandíbula relaxados.
- Fique atento às necessidades um do outro no decorrer de toda a seqüência.

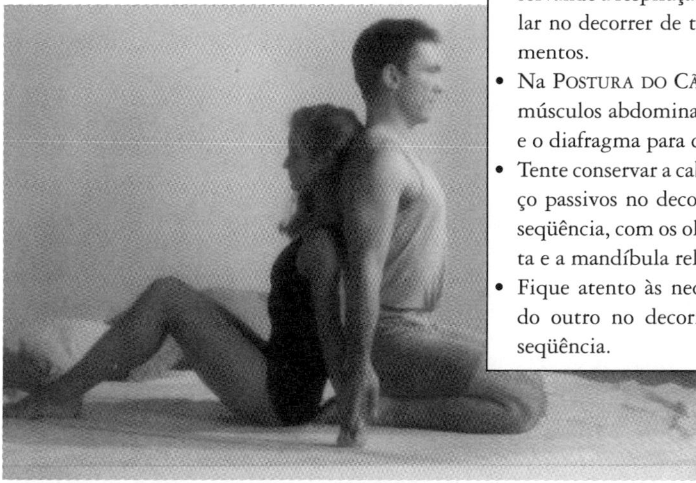

5. Lentamente, passe para a posição sentada e faça com que o parceiro sente-se também. Então, o parceiro estende as pernas; você se inclina para trás e repousa o tronco sobre ele, levando-o a entrar na POSTURA DO TRONCO PARA A FRENTE. Fiquem nessa posição durante quatro ou cinco ciclos de respiração.
6. Troquem de função.

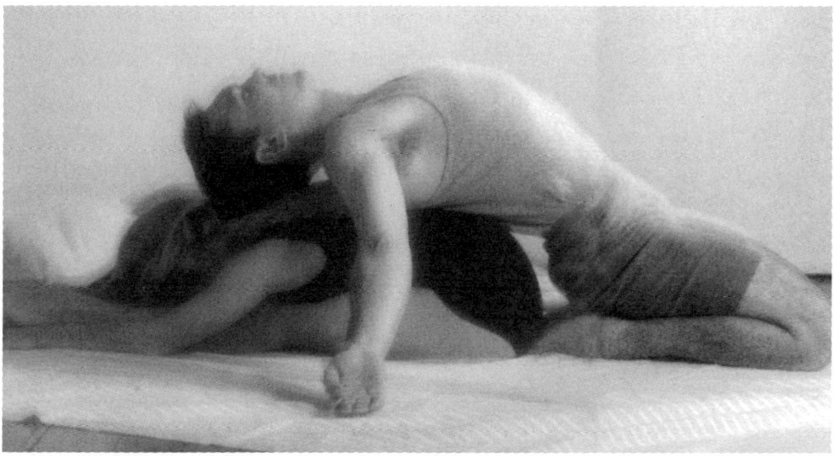

A COLUNA

Na sociedade ocidental, a dor nas costas é uma epidemia. Gastam-se com ela mais tempo e mais recursos do que com qualquer outro problema de saúde. Os problemas de coluna, que muitos de nós conhecemos, compreendem, entre outros, a ciática, a hérnia de disco, a enxaqueca, o lumbago, o torcicolo e a rigidez nos ombros. O conhecimento da coluna e de suas funções é essencial para o bem-estar.

A coluna é o principal sistema de apoio do corpo — a estrutura que o mantém ereto e dá proteção aos órgãos. Ela contém 34 vértebras que formam em seu conjunto uma curva em forma de "S"; todas essas vértebras são vinculadas por músculos e ligamentos muito fortes. São eles que dão apoio, força e flexibilidade às costas, e são essenciais para a proteção da medula espinhal. Entre cada duas vértebras há uma pequena almofada, com a forma de uma bola de golfe amassada, que se chama disco intervertebral. A tarefa desses discos é absorver os impactos e impedir que os ossos desgastem uns aos outros. A coluna sadia tem músculos fortes, boa postura e articulações flexíveis, e é livre de pressões e tensões.

Os levantamentos de perna na seqüência MUDANÇA (página 66) fortalecem os músculos das costas e melhoram o apoio que a coluna dá. A postura triangular em FORÇA VITAL (página 70) melhora a flexibilidade lateral e alonga todos os músculos e ligamentos laterais. A POSTURA DO CÃO adaptada em NUTRIÇÃO (página 73) alonga a coluna inteira, junto com os músculos das costas, e alivia as compressões intervertebrais. A POSTURA DA CRIANÇA (página 30) é um bom alongamento para as costas como um todo e pode aliviar a tensão na região lombar; a POSTURA DO CADÁVER (página 88) elimina toda a tensão da coluna e restaura-lhe a simetria natural.

A maior parte das seqüências de yoga apresentadas neste livro têm o efeito de fortalecer a coluna, melhorar a flexibilidade e aliviar os músculos das costas. Quando as costas são fortes e a postura é correta, a saúde melhora e a pessoa adota uma atitude mais positiva em relação à idéia de levar uma vida livre de tensões.

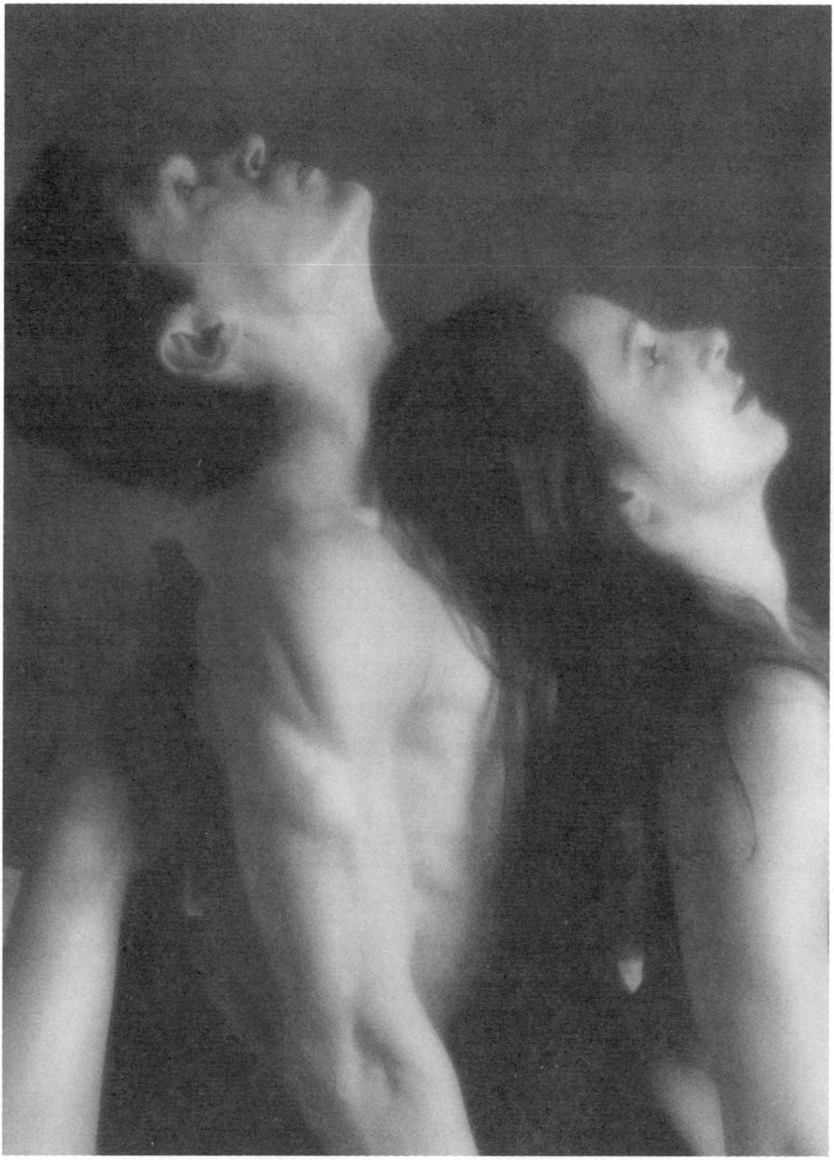

5

O SOPRO VITAL

A respiração é a vida. Podemos sobreviver por vários dias sem água nem alimentos, mas, sem respirar, morremos em questão de minutos. É impressionante quão pouca é a atenção que dedicamos, na existência cotidiana, à importância de respirar corretamente. A função principal da respiração é a de suprir o sangue de oxigênio e fornecer energia vital. Mediante a prática da arte do controle respiratório, desenvolvemos uma série de exercícios destinados especialmente a atender a essas necessidades e manter o corpo saudável.

O receber é uma espécie de doação. Dê como se estivesse recebendo e receba como se estivesse dando.

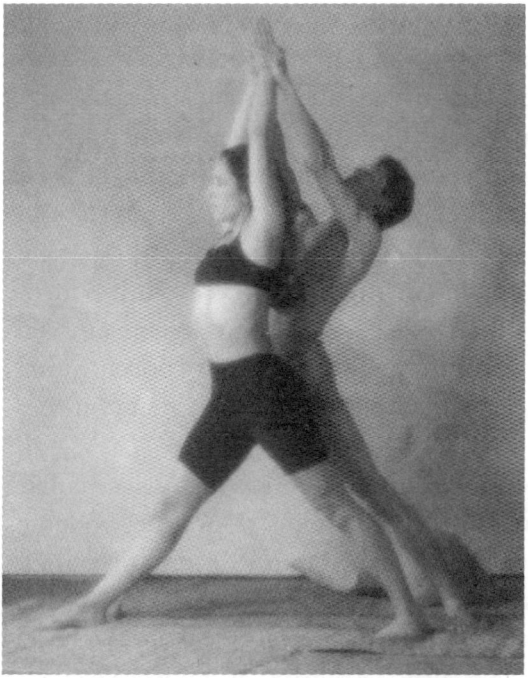

A respiração é vida. Por meio do controle da respiração, podemos revitalizar o corpo, estabilizar as emoções e clarear a mente

São três os tipos de respiração: a respiração clavicular (superficial), a intercostal (média) e a abdominal (profunda). A respiração completa associa os três tipos; começa com uma respiração profunda e, na seqüência da inalação do ar, traz este às regiões intercostal e clavicular. A maioria das pessoas se esqueceu de como respirar corretamente. Inspiramos o ar superficialmente, puxando-o pela boca, e praticamente não usamos o diafragma — ou levantamos os ombros ou contraímos o abdômen. Assim fazendo, só absorvemos uma quantidade pequena de oxigênio e só usamos a parte de cima dos pulmões.

Na respiração correta, o ar é inspirado pelo nariz; a boca fica fechada. A inspiração e a expiração são completas, pondo em funcionamento os pulmões. Quando expira-

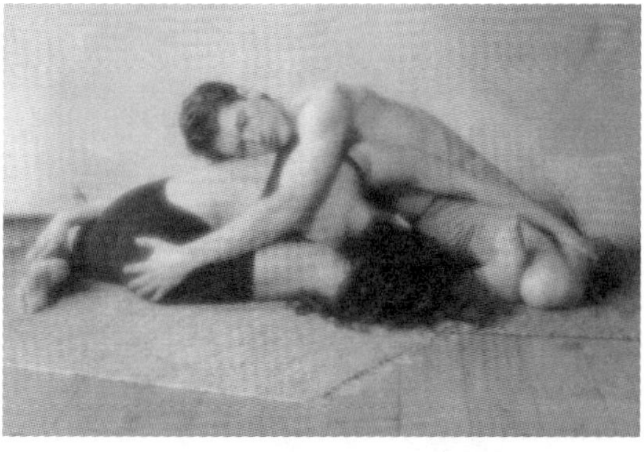

mos, o abdômen se contrai e o diafragma se eleva, massageando o coração; quando inspiramos, o abdômen se expande e o diafragma vai para baixo, massageando os órgãos abdominais.

Os exercícios respiratórios nos ensinam a controlar a mente. Quando ficamos bravos ou com medo, nossa respiração se torna ainda mais superficial, rápida e irregular; quando estamos tranqüilos ou imersos em pensamentos, pelo contrário, a respiração fica mais lenta. Você mesmo pode pôr isso à prova. Pare um pouco e procure ouvir o som mais baixo que se pode perceber no ambiente em que você está. Ficará claro que, quando nos concentramos, nossa respiração, inconscientemente, se torna mais lenta ou mesmo pára por completo.

O nosso estado mental, portanto, se reflete na nossa maneira de respirar. Disso decorre que, controlando a respiração, podemos dar mais estabilidade à nossa mente. Com a respiração regulada, nós não só aumentamos a nossa absorção de oxigênio como também nos preparamos para a prática da concentração e da meditação. A respiração revitaliza o corpo, estabiliza as emoções e clareia a mente.

1. RESPIRAÇÃO NA POSIÇÃO SENTADA

EFEITOS FÍSICOS

Quando se está com pressa, esta seqüência simples serve para dar a vocês dois uma sensação de calma e tranqüilidade. Ajuda também a revitalizar todo o sistema orgânico. Mas, se vocês tiverem tempo de sobra, sigam direto para a seqüência seguinte, a Respiração na Posição Deitada, que pode ser feita com mais vagar.

Na Respiração na Posição Sentada, a coluna se alonga e alivia-se toda a tensão das costas. O peito se abre suavemente. Procure igualar o tempo de inalação e o de expiração.

REFLEXOS EMOCIONAIS

Esta seqüência permite que vocês, enquanto casal, se aproximem um do outro com bastante suavidade. É um momento de tranqüilidade em que vocês dois podem, respirando juntos, buscar um contato com a sensação básica de estar vivo.

No decorrer das seqüências de respiração e relaxamento que vêm a seguir, imaginem-se inalando uma luz pura, branca, purificante, e exalando todas as suas emoções negativas.

MEDITAÇÃO

Estou repleto de uma energia pura e límpida

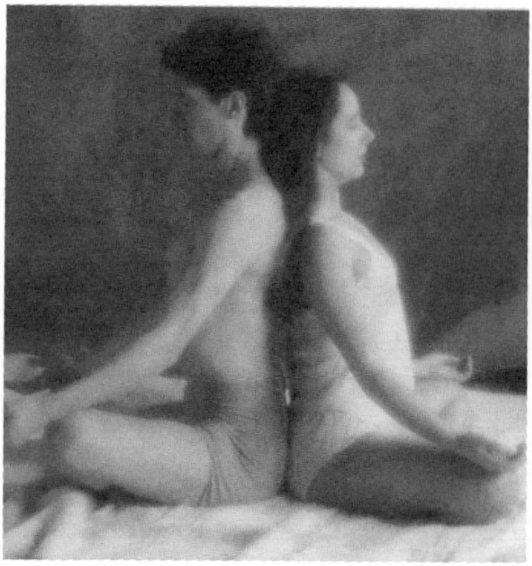

1. Sentem-se de costas um para o outro, ombro a ombro, com as colunas alongando-se juntas. As mãos devem repousar sobre os joelhos, as palmas para cima. A parte inferior da coluna deve erguer-se e o abdômen deve estar contraído. Elevem a caixa torácica, o esterno e a clavícula. Ponham o peito e a parte frontal das axilas para a frente. Aproximem bem da coluna a parte de baixo das omoplatas e ponham os ombros para trás, levando-os na direção dos ombros do parceiro. Repousem a cabeça de encontro à do parceiro. Mantenham a nuca bem alongada.
2. Observem o fluxo e o refluxo da respiração — procurem sincronizar-se com o parceiro. Respirem juntos com suavidade e vagar, sentindo a expansão das costelas do parceiro à medida que elas se movimentam com a respiração. Deixem os olhos baixar nas órbitas à medida que as pálpebras se fecham, direcionando o olhar para dentro.
3. Concentrem toda a atenção no simples fluxo e refluxo da respiração.
4. Sentem-se nessa posição, respirando, por cerca de um ou dois minutos.

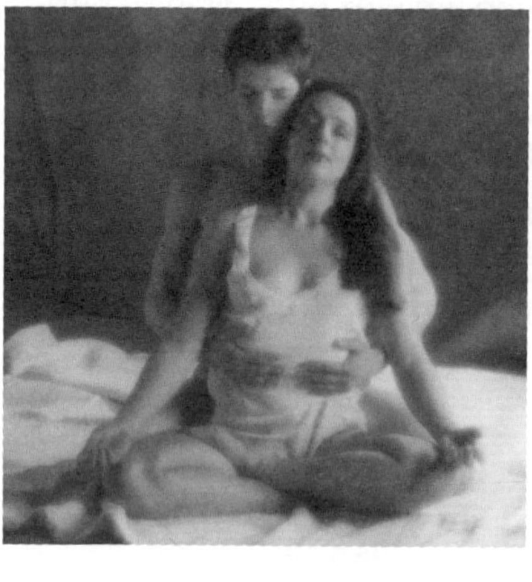

5. Um dos parceiros assume o papel de apoio e senta-se atrás do outro. As pernas de ambos devem estar cruzadas.
6. Coloque as mãos suavemente sobre o diafragma do parceiro. O parceiro ativo, conservando sempre a coluna reta, repousa de leve sobre o corpo do que está atrás; respira, imaginando que o ar chega às mãos do parceiro e as atravessa. Respirem profundamente umas quatro ou cinco vezes nessa posição e depois respirem normalmente algumas vezes.

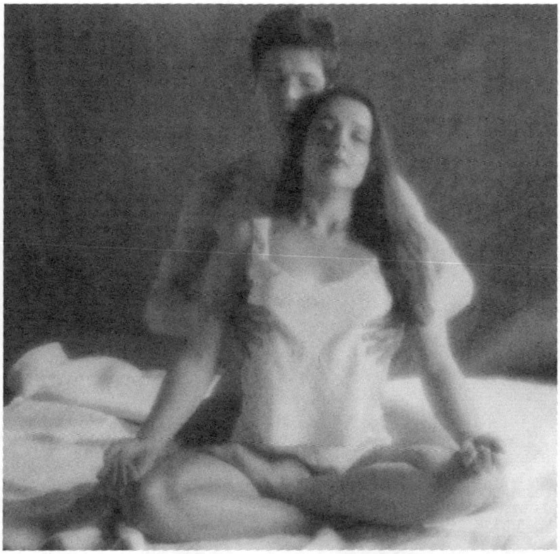

7. Coloque as mãos, de leve, sobre a parte lateral das costelas do parceiro. Você, parceiro ativo, imagine que a sua respiração atravessa o peito e chega às mãos do outro. Com a respiração, movimente as mãos dele suavemente para os lados. Respirem profundamente umas quatro ou cinco vezes e depois retomem a respiração normal.

8. Coloque as mãos, de leve, sobre a parte superior do peito do parceiro; a parte inferior, carnosa, das mãos deve repousar sobre a parte da frente das axilas dele, e as pontas dos dedos devem chegar às clavículas. Você, parceiro ativo, imagine a sua respiração chegando à parte carnosa das mãos do parceiro, e depois às pontas dos dedos dele. Respirem profundamente umas quatro ou cinco vezes e depois retomem a respiração normal.

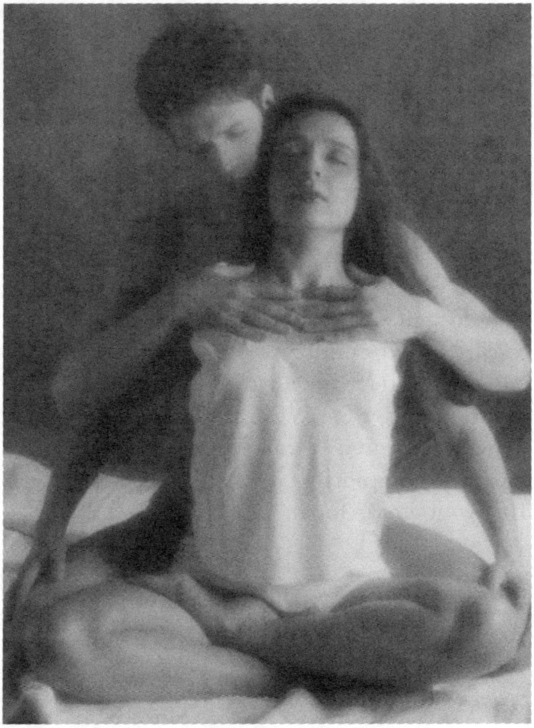

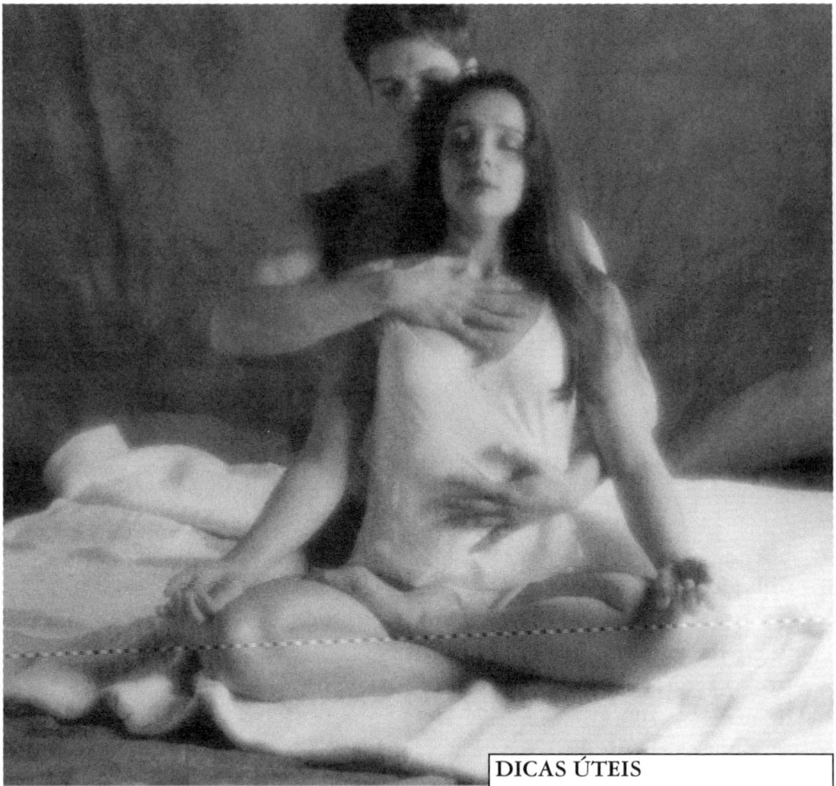

9. Coloque uma das mãos sobre o umbigo do parceiro e a outra sobre a parte superior do peito dele. Você, parceiro ativo, respire fundo, conduzindo o ar da mão de baixo à mão de cima. Respirem profundamente umas quatro ou cinco vezes e depois retomem a respiração normal. Assim se completa o ciclo.
10. Troquem de lugar.

DICAS ÚTEIS

- Se houver tensão na parte inferior das costas, sente-se sobre um cobertor dobrado; se houver tensão nos joelhos, coloque um apoio debaixo deles.
- Dê uma base firme à postura, contraindo suavemente os músculos das nádegas e apoiando fortemente os ossos pélvicos sobre o chão. Isso colabora para que o cóccix e o restante da coluna fiquem levantados.
- Não se esqueça de deixar a garganta, a mandíbula, os olhos e todos os músculos do rosto bem relaxados no decorrer de toda a seqüência.

2. RESPIRAÇÃO NA POSIÇÃO DEITADA

EFEITOS FÍSICOS

Com a abertura do peito e a respiração concentrada, o sangue recebe mais oxigênio. Você se sente revigorado e revitalizado. O sistema nervoso se acalma e a mente se estabiliza.

Os órgãos abdominais são massageados quando o abdômen se expande e o diafragma desce, na inalação. Na exalação, quando o abdômen se contrai e o diafragma sobe, é o coração que é massageado.

REFLEXOS EMOCIONAIS

Ao fim desta seqüência, você estará calmo e em paz consigo mesmo e com o parceiro. Sentirá que tem controle sobre a sua mente, quando os pensamentos agitados se imobilizarem por um tempo.

MEDITAÇÃO

Estou flutuando num mar de tranqüilidade.

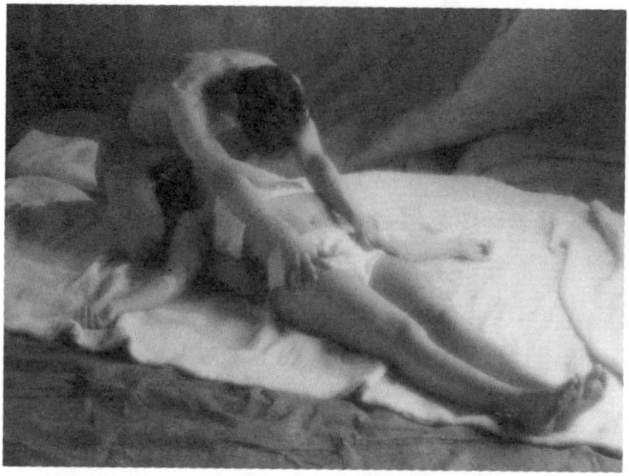

1. O parceiro que está deitado permanece tranqüilamente na POSTURA DO CADÁVER por alguns minutos antes de dar-se início aos exercícios de respiração. O parceiro ajoelhado, então, aplica uma pressão suave sobre os ossos dos quadris do parceiro que está deitado, empurrando-os para a frente, a fim de alongar a parte anterior do corpo dele.

POSTURA DO CADÁVER
(sânscrito: *Savasana*)

DE *SAVA*, QUE SIGNIFICA "CADÁVER". O CONCEITO QUE ESTÁ POR TRÁS DESTA POSTURA É O DE IMITAR A IMOBILIDADE FÍSICA DE UM CORPO SEM VIDA, PERMANECENDO IMÓVEL POR UM TEMPO E AQUIETANDO TAMBÉM A MENTE. ESSA IMOBILIDADE CONSCIENTE É UM MÉTODO EXCELENTE PARA RELAXAR E REVIGORAR TANTO A MENTE QUANTO O CORPO.

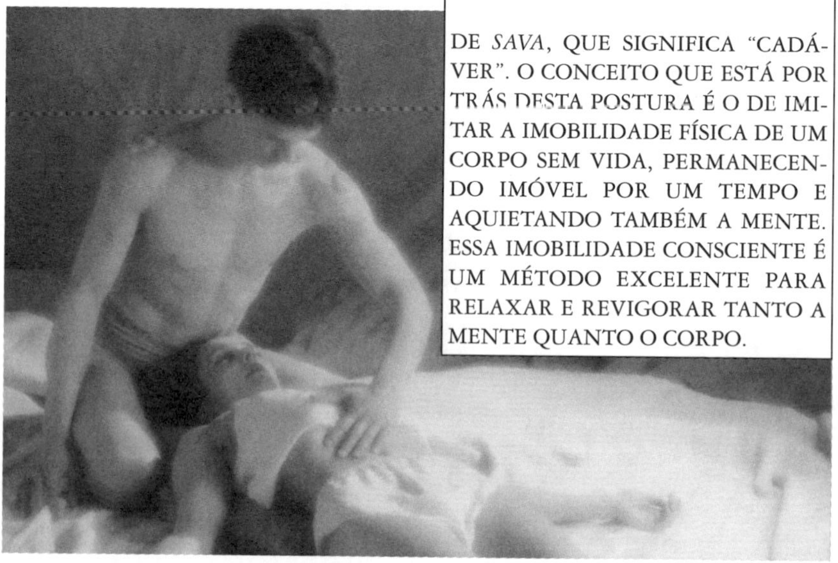

2. Ponha uma das mãos sobre o abdômen, pouco acima do umbigo. Você, parceiro que está deitado, imagine que o sopro da respiração chega até a mão do seu parceiro; ao expirar, contraia o abdômen, puxando-o na direção do peito. Respirem lentamente umas quatro ou cinco vezes e depois retomem a respiração normal.

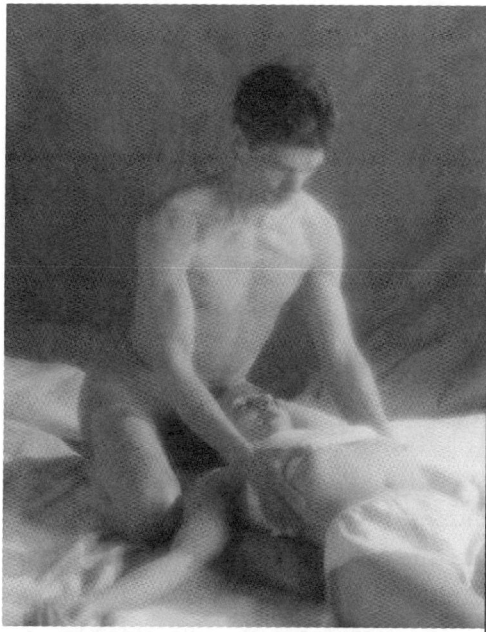

DICAS ÚTEIS

- Prepare um apoio para o parceiro que vai se deitar. Dobre um cobertor no sentido do comprimento ou use algumas almofadinhas. O objetivo é abrir-lhe o peito ao máximo; por isso, o apoio deve ficar por baixo da parte posterior das costelas e dos ombros.
- Antes de inspirar de novo o ar, expire completamente. A expiração deve durar o mesmo tempo que a inspiração. Deixe o abdômen expandir-se suavemente na inspiração e contrair-se para dentro e para cima na expiração. Só respire pelo nariz.
- Mantenha a respiração homogênea e suave no decorrer de cada ciclo respiratório.
- Veja se você consegue perceber como o corpo inteiro se sente quando você respira. Ao respirar, acalme conscientemente todas as inquietudes ou tensões no corpo. Deixe os olhos, a garganta, a mandíbula e a parte superior do peito relaxados e passivos. Entregue-se à respiração, ao espaço que o rodeia e ao seu parceiro.

3. Coloque ambas as mãos sobre a parte lateral do tórax do parceiro. Este, deitado, imagina que a respiração chega até as mãos do outro. Respire lentamente, levando o ar até as costas. Faça isso umas quatro ou cinco vezes e depois respire normalmente.
4. Ponha ambas as mãos sobre a parte superior do peito do parceiro, como fez na posição sentada. Você, que está deitado, respire lentamente umas quatro ou cinco vezes, conduzindo o ar para essa parte superior do peito. Depois, retome a respiração normal.
5. Respire uma única vez, bem devagar, levando o ar desde o abdômen até as clavículas. Segure o ar por cinco segundos e expire devagar.
6. Role para o lado direito e fique por um pouco de tempo na posição fetal.
7. O parceiro remove o apoio e você fica deitado de costas, coluna reta, as pernas flexionadas e os pés plantados no chão. Isso fará a coluna voltar à sua posição normal.
8. Quando tudo estiver terminado, troquem de lugar.

RELAXAMENTO

Viver com a mente e o corpo relaxados é o nosso estado natural, um direito inato de cada ser humano — é só o ritmo da nossa vida que nos faz esquecer disso. Aqueles que ainda conservam essa arte detêm o segredo da boa saúde, da vitalidade e da paz de espírito, pois o relaxamento é um tônico para todo o ser, pondo à disposição deste uma quantidade imensa de energia.

Existe um vínculo estreito entre o nosso estado mental e a condição do nosso corpo. Quando os músculos estão relaxados, é provável que a mente também esteja livre de tensões. Quando a mente está ansiosa, o corpo também sofre. Toda ação tem a sua origem na mente. Quando a mente recebe um estímulo que lhe comunica a necessidade de agir, ela manda, por intermédio dos nervos, uma mensagem aos músculos, para que eles fiquem de prontidão, contraídos. Em meio ao burburinho do mundo moderno, a mente é continuamente bombardeada de estímulos, que podem nos levar a ficar travados na reação de "lutar ou fugir". Em decorrência disso, é grande o número de pessoas que passa a maior parte da vida — mesmo durante o sono — num estado de tensão física e mental. Cada pessoa tem a sua região problemática, quer seja uma mandíbula contraída, quer um pescoço rígido, quer um cenho franzido.

Essa tensão desnecessária não só causa um grande desconforto como também drena grande parte dos nossos recursos energéticos. É uma das maiores causas de fadiga e problemas de saúde, porque a energia é usada para manter os músculos contraídos mesmo que não haja motivo para tal e a pessoa não esteja sequer plenamente consciente disso. Nesta seção, apresentaremos a técnica apropriada para o relaxamento, que abarca três aspectos: o físico, o mental e o espiritual.

Para relaxar o corpo, você se deita na POSTURA DO CADÁVER; então, contrai e relaxa sucessivamente cada uma das partes do corpo, começando pelos pés e prosseguindo em direção à cabeça. A alternância da contração e da distensão é necessária porque só quando você conhecer bem a sensação de tensão é que poderá ter certeza de que atingiu o relaxamento. Portanto, assim como na vida cotidiana a mente comanda os músculos a tensionar-se e contrair-se, assim também agora você usa a auto-sugestão para enviar aos músculos uma mensagem de relaxamento. Com a prática, você aos poucos aprenderá a usar a mente subconsciente para levar esse controle até os músculos involuntários do coração, do sistema digestivo e de outros órgãos.

Para relaxar e concentrar a mente, você respira de modo regular e rítmico e se concentra na respiração. Entretanto, não existe relaxamento mental e físico completo até que você atinja a paz de espírito. Pois, enquanto você se identificar com o corpo e a mente, terá medos e ansiedades, motivos para raiva e sofrimento. O relaxamento espiritual ocorre quando você se desidentifica do corpo e da mente e passa a vê-los como que de fora, a fim de identificar-se com o Si Mesmo ou Consciência Pura, a fonte da verdade e da paz que reside dentro de cada um de nós.

No decorrer do exercício de relaxamento, você sentirá que está como que derretendo-se ou expandindo-se; terá sensações de leveza e de calor. Quando a tensão muscular se acaba, o corpo é tomado de uma suave euforia. O relaxamento não é bem um estado; antes, é um processo, uma série de níveis cada vez mais profundos. Para alcançá-lo, você não precisa acrescentar nada, mas retirar; não precisa fazer, mas não fazer.

Quando você relaxa o corpo inteiro e passa a respirar lenta e profundamente, certas mudanças fisiológicas ocorrem: consome-se menos oxigênio e elimina-se menos dióxido de carbono; reduz-se a tensão muscular; diminui a atividade do sistema nervoso simpático — o sistema involuntário que mobiliza as reações instintivas, como a dilatação das pupilas, o aumento da pulsação cardíaca, a liberação de adrenalina e a rapidez da respiração, todas decorrentes do excesso de tensão na vida. Além disso, o relaxamento faz aumentar a atividade parassimpática, que corresponde àquela parte do sistema nervoso que trabalha involuntariamente para tornar mais lentos os batimentos cardíacos, acalmar a respiração e promover a descontração muscular. Mesmo que você só possa praticar o relaxamento por uns poucos minutos, isso já será suficiente para fazer diminuir a preocupação e a fadiga com mais eficácia do que muitas horas de sono inquieto.

3. RELAXAMENTO E MEDITAÇÃO ORIENTADA

EFEITOS FÍSICOS

O melhor momento para praticar o relaxamento e a meditação orientada é logo ao fim de uma série de exercícios físicos. Então, os músculos estarão mais tonificados e alongados e serão mais capazes de relaxar. As próprias posturas já ajudam a conduzir a sua mente e o seu corpo a um estado de mais receptividade.

O relaxamento diminui o ritmo dos batimentos cardíacos, torna a respiração mais lenta e mais profunda e proporciona um repouso suave ao corpo.

REFLEXOS EMOCIONAIS

As ansiedades e tensões acumuladas já terão sido aliviadas pelos exercícios físicos, e desse estado de ser já preparado decorrerão naturalmente a calma, o relaxamento e a paz de espírito. Aos poucos, a mente se tornará mais limpa e se distanciará da vida cotidiana.

MEDITAÇÃO

Estou em paz e sei que estou intimamente unido ao universo

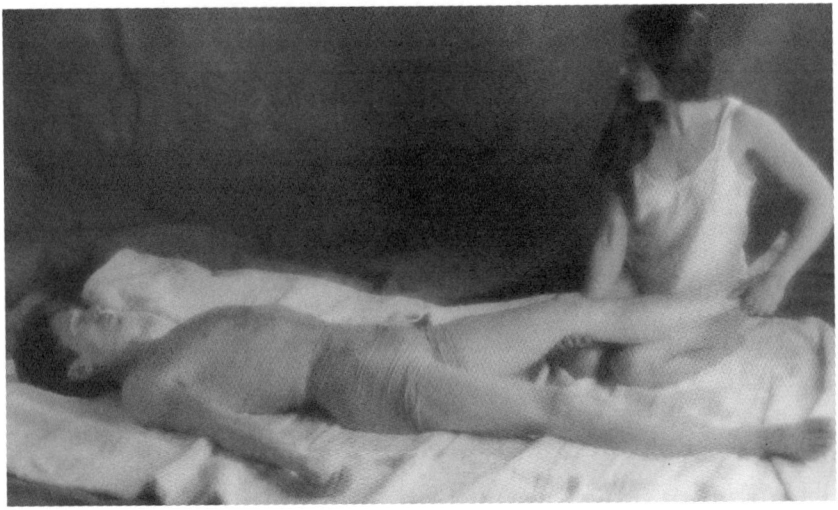

1. Um dos parceiros deita-se de costas sobre o chão; o outro levanta e alonga suavemente cada uma das pernas dele, uma por vez, deixando uma das mãos sob o joelho à guisa de apoio enquanto puxa para baixo a parte traseira do tornozelo.

2. Estique os braços do parceiro e ponha-lhe as omoplatas para baixo e para dentro, colocando cada uma das suas mãos sob cada uma das omoplatas do parceiro; com a outra mão, levante e estenda-lhe o braço, puxando-o pelo pulso.

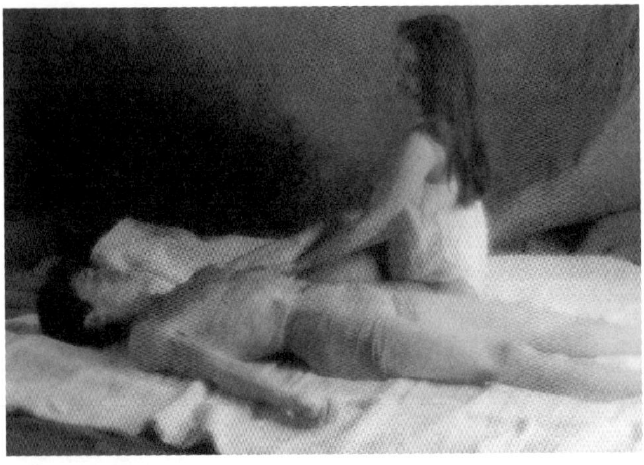

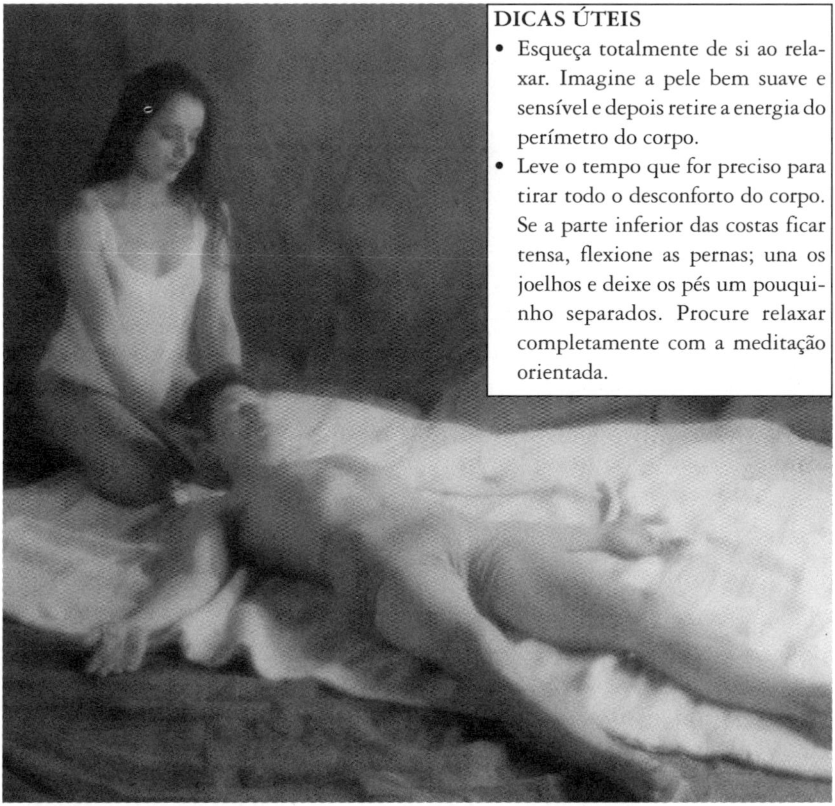

DICAS ÚTEIS

- Esqueça totalmente de si ao relaxar. Imagine a pele bem suave e sensível e depois retire a energia do perímetro do corpo.
- Leve o tempo que for preciso para tirar todo o desconforto do corpo. Se a parte inferior das costas ficar tensa, flexione as pernas; una os joelhos e deixe os pés um pouquinho separados. Procure relaxar completamente com a meditação orientada.

3. Levante a cabeça do parceiro e tome sobre as palmas das mãos todo o peso dela. Puxe um pouco a cabeça, afastando-a dos ombros, e depois ponha-a lentamente no chão.

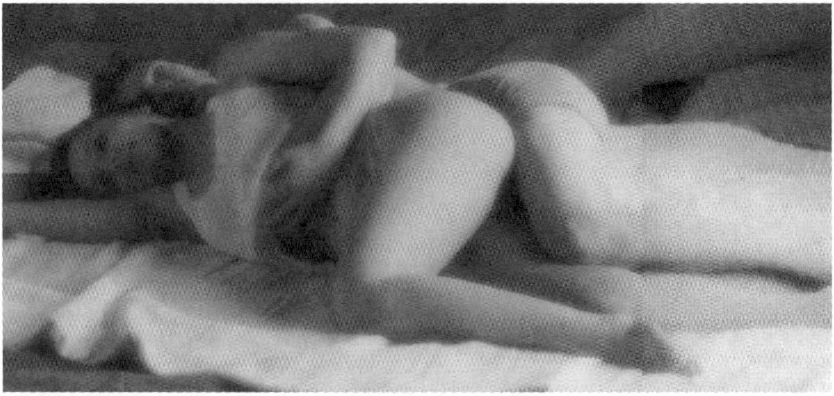

4. O parceiro deitado olha para cima, movendo os olhos mas sem mover a cabeça. Depois, deixe os olhos caírem nas órbitas, como se olhassem para dentro do corpo.
5. Relaxe a mandíbula, separando a arcada dentária inferior da superior. Relaxe a garganta e ponha a ponta da língua suavemente no céu da boca.
6. Sinta os braços e as pernas como que afundando-se no chão com seu peso.
7. Sinta as costas e os quadris pesados, afundando-se no chão. Deixe o corpo inteiro apoiar-se no chão e como que espalhar-se pelo espaço ao redor.
8. Concentre a atenção no fluxo e refluxo da respiração. Não procure controlá-la; o abdômen deve subir um pouco na inspiração e baixar na expiração. Os pensamentos que lhe vierem à mente devem sair junto com a respiração. Sinta-se calmo, imóvel e perfeitamente relaxado.
9. Quando o parceiro deitado estiver perfeitamente relaxado, o parceiro que está ajudando senta-se confortavelmente e lê a meditação orientada (página 97).
10. Este abraço que os dois se dão deitados é um meio sensual de completar a meditação.

MEDITAÇÃO ORIENTADA

Respire fundo e encha o peito de ar. Deixe o ar expandir totalmente o seu peito, de modo que você sinta os músculos dilatando-se. Isso mesmo. Agora retenha o ar por um instante. Solte o ar lentamente e deixe que os músculos do peito e do ombro se relaxem. O ar sai naturalmente, livremente, e você sente a tensão diminuir nos seus músculos e dentro de você. Aquela parte de você que está me ouvindo se concentra na minha voz e você vai entrando suavemente num estado de relaxamento. Vai entrando num estado pacífico e luminoso, livre de todas as tensões. É como se o seu ser inteiro se libertasse das pressões, deixando que as suas energias naturais se restaurem e voltem ao seu corpo com um vigor que você vai poder usar quando precisar. Deixe-se entrar mais profundamente nesse estado de relaxamento.

Volte a atenção para os pés: os dedos e a parte côncava dos pés, as plantas dos pés e os calcanhares. Concentre-se nos músculos dos pés. Muito lentamente, comece a contraí-los, fechando os dedos e curvando os pés. A tensão aumenta em todo o espaço dos dedos aos calcanhares. Respire fundo e solte o ar bem devagar. Bem devagar, bem suavemente, deixe que os músculos se relaxem até que toda a tensão desapareça. Deixe os pés relaxarem totalmente, de modo que até mesmo a tensão residual vá embora. Respire fundo de novo. Solte o ar e deixe que a consciência dos pés se desfaça num estado gostoso de quietude, de relaxamento pleno, como se você não tivesse mais pés.

Agora se concentre na região que vai dos tornozelos aos joelhos. Sinta o peso das pernas sobre o chão e comece a contrair bem devagar os músculos das batatas das pernas e das canelas. Leve esses músculos a um máximo de tensão e deixe-os assim contraídos por um instante. Bem devagar, deixe-os relaxar, descontraindo-os, até que estejam todos novamente relaxados e livres de toda a tensão. Respire fundo bem devagar e retenha o ar. Agora solte o ar

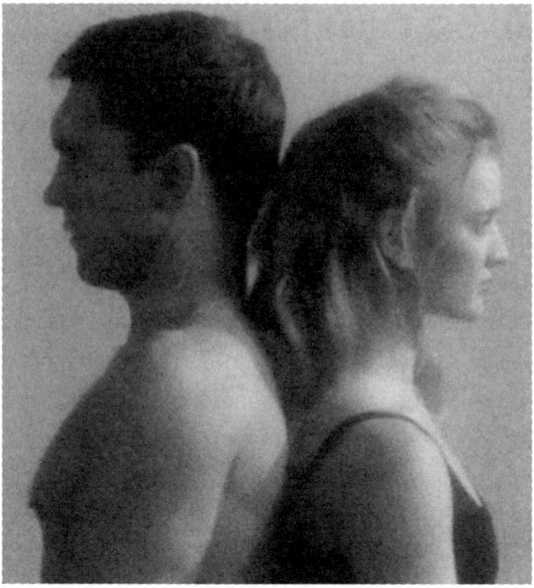

Deixe todo o seu corpo livre e descontraído, relaxado, como se estivesse flutuando

bem devagar e afaste o foco da atenção das pernas. Deixe que elas saiam da sua consciência e entrem num estado gostoso de quietude, de relaxamento pleno, como os pés. Agora é como se você não tivesse mais a parte inferior das pernas.

Concentre a sua atenção na região que vai dos joelhos até a cintura, passando pelas coxas, pelos quadris, pelas nádegas e pela parte inferior das costas. Sinta o seu peso sobre o chão e a pressão que o chão faz sobre a parte de baixo das suas costas. Bem devagar, bem suavemente, comece a tensionar todos esses músculos — os dos joelhos, das coxas, da região inferior das costas e de toda a região pélvica. Leve esses músculos a um máximo de tensão e deixe-os tensionados por um instante. Bem devagar, deixe os músculos relaxarem; sinta os músculos das coxas se descontraindo enquanto o peso da pelve volta a se apoiar sobre o chão. Relaxe todos os músculos. Respire fundo e retenha o ar. Deixando o ar sair bem devagar, complete o relaxamento dos músculos das coxas e da pelve. Agora respire bem fundo, segure o ar um pouco. Deixe o ar sair lentamente e deixe que os seus joelhos e coxas, a pelve e a parte inferior das costas entrem num estado gostoso de quietude. Um estado de relaxamento, quase um sonho, como se você não tivesse mais toda essa região do corpo.

Concentre a sua atenção no peito, no tronco, nos ombros e na parte superior das costas. Tome consciência do batimento tranqüilo do seu coração, da inspiração e expiração do ar pelos pulmões. Sinta o peso das costas de encontro ao chão. Respire fundo, inspirando o ar bem devagar. Contraia os músculos do abdômen e expanda o peito, deixando-o subir ao máximo. Contraia os músculos dos ombros até que todos os músculos da parte superior do tronco estejam tensionados ao máximo. Fique assim. Sinta a plena expansão do peito. Agora, bem devagar, solte o ar do peito. Relaxe os músculos do abdômen e deixe o peito abaixar. Contraia o peito ao máximo e expire até o último milímetro de ar; agora relaxe e sinta a descontração entrando em toda a parte superior do seu corpo. Afaste a atenção da parte superior do corpo e deixe que essa gostosa sensação de quietude, de sonho, passe para o pescoço, a mandíbula, os músculos da face, a testa e os músculos dos olhos.

Bem devagar, contraia os músculos do pescoço e da mandíbula, cerrando os dentes. Contraia os músculos dos olhos, da face e do couro cabeludo até levá-los a um máximo de tensão. Agora deixe-os relaxar bem devagar. Relaxe os músculos da mandíbula e descerre os dentes. Relaxe o couro cabeludo e a expressão da face. Deixe a mandíbula relaxar completamente, até ao ponto de abrir-se um pouco. Respire bem fundo, devagar; solte o ar bem devagar e continue relaxando. Afaste a atenção da cabeça e do pescoço. Deixe que a cabeça e o pescoço sejam tomados por uma gostosa sensação de quietude, de sonho.

Concentre a sua atenção nos dedos das mãos. Nas mãos. Nos pulsos. Nos antebraços. E nos braços. Contraia as mãos bem devagar, mas com força, cerrando os punhos. Vá contraindo cada vez mais os músculos até levá-los a um máximo de tensão. Fique assim. Devagar, bem devagar, relaxe os músculos; descerre o punho e deixe os dedos se abrirem. Relaxe os antebraços e os braços e deixe o peso desses membros cair suavemente sobre o chão, de modo que toda a tensão vá embora. O corpo inteiro se descontrai e aquela gostosa sensação de quietude, de sonho, se espalha por todas as partes de você, fazendo você sentir-se como se estivesse flutuando, livre e relaxado.

Para sair do estado de relaxamento, não faça nenhum movimento brusco; movimente-se devagar e com cuidado. Passe algum tempo repousando tranqüilo na POSTURA DA CRIANÇA.

PRANAYAMA

O efeito fundamental da yoga é a consolidação da força vital, do prana. O prana é ligado à matéria, mas não é material. É uma forma sutil de energia que está presente no ar, nos alimentos, na água e na luz do sol e anima todos os corpos. Essa energia pode ser controlada pela associação das *asanas* da yoga com o "pranayama" — o nome que se dá à respiração yogue.

Segundo a tradição yogue, é também o prana que faz o vínculo entre o nosso ser físico e o nosso ser espiritual. Do ponto de vista físico, o pranayama assimila e acumula no corpo a força vital, aumentando a vitalidade e a força. Do ponto de vista espiritual, o pranayama estimula a ascensão da kundalini, ou energia cósmica, através dos sete chakras, ou centros de energia, do nosso corpo astral. Quando a kundalini sai do chakra da base, o *muladhara*, e chega ao sétimo chakra, o *sahasrara*, o yogue atinge o *samadhi*, a iluminação completa, que é um estado de existência que está além do espaço, do tempo e dos processos naturais de causa e efeito.

A respiração yogue, portanto, colabora para a obtenção do bem-estar físico e da iluminação espiritual. Depois que você estiver familiarizado com a Respiração na Posição Sentada e a Respiração na Posição Deitada, pratique uma técnica de respiração mais adiantada: a Anuloma Viloma, ou respiração alternada pelas narinas.

1. Prepare-se como na Respiração na Posição Sentada. Então, erga a mão direita, feche a narina direita com o polegar e expire completamente através da narina esquerda.
2. Inspire através da narina esquerda, enchendo completamente os pulmões, e deixe a narina direita fechada.
3. Feche ambas as narinas e segure a respiração por alguns segundos.

4. Solte a narina direita e expire completamente, bem devagar.
5. Inspire pela narina direita, enchendo completamente os pulmões.
6. Feche ambas as narinas e segure a respiração por alguns segundos.

Procure repetir esse exercício várias vezes, aumentando aos poucos o número de vezes até chegar a dez ciclos completos.

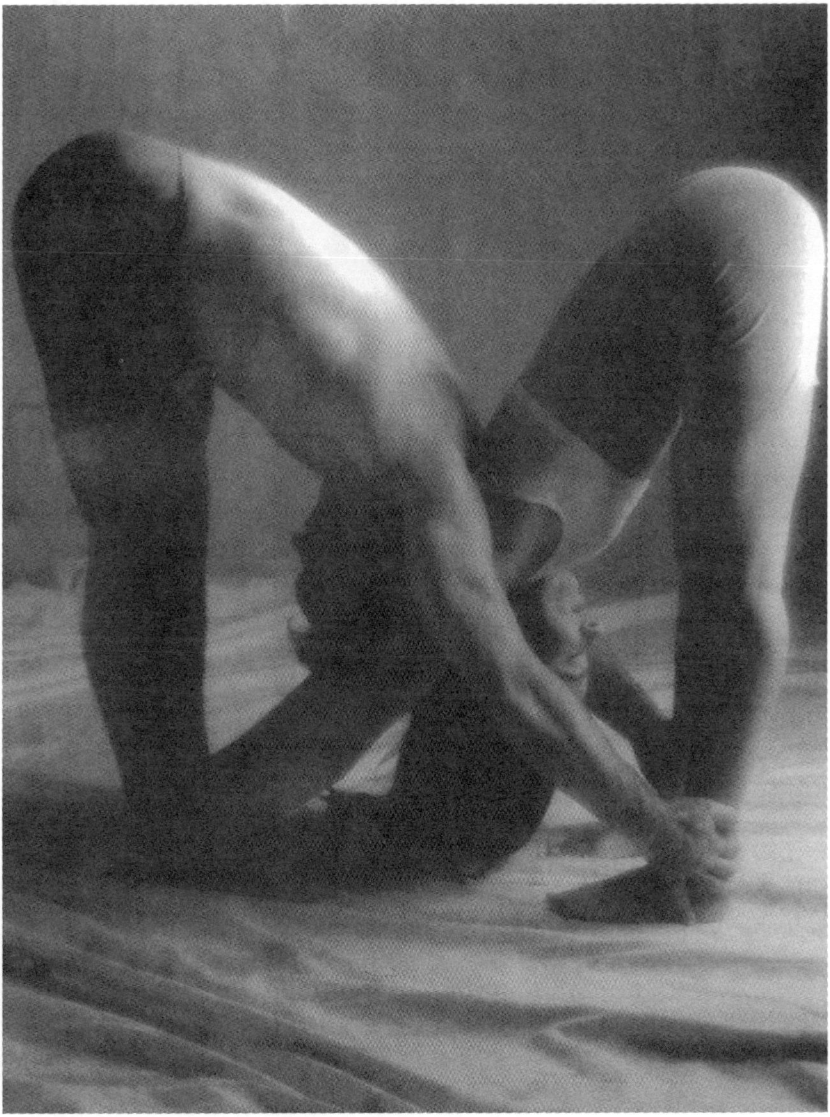

6 PARA TERMINAR O DIA JUNTOS

A tensão pode ser uma força positiva. Sem ela não há motivação, não há desafio, não há o impulso de fazer as coisas. À medida que aumenta a pressão, aumenta o nosso desempenho. Nós nos alegramos com as exigências que a vida nos faz. É a tensão que desencadeia a energia necessária não só para a sobrevivência, mas também para a criação e a realização.

O amor só exige abertura e confiança.
Quando tudo está aberto e desimpedido,
o amor existe.

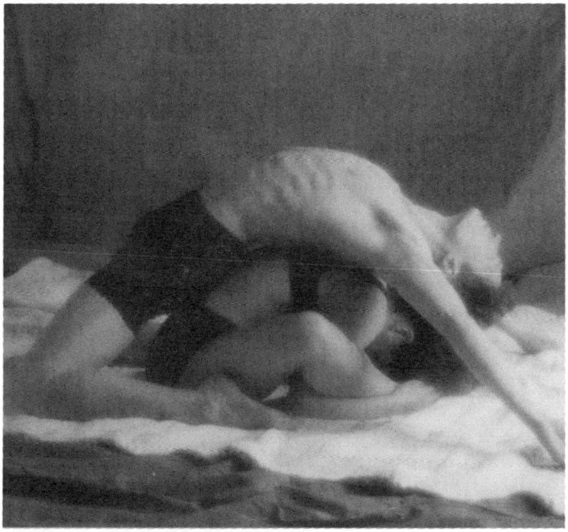

O contato físico e o apoio mútuo nos livram da tensão

No entanto, também sabemos que o excesso de tensão é prejudicial. Todos já passamos por aqueles dias em que o telefone não pára de tocar, em que a vida doméstica ou profissional parece exigir de nós uma reserva de energia que nós sentimos que não temos. Ao fim de um dia desse tipo, nós geralmente estamos exaustos, mas não conseguimos nos acalmar. Ficamos irritados, achamos impossível relaxar; o corpo fica cansado, fatigado e tenso. Nessas circunstâncias, nós sentimos os efeitos da tensão mas não conseguimos sentir aquele alívio, decorrente da ação física, do qual o corpo sempre fica à espera quando está tenso. A frustração vai crescendo e cada crise vai deixando a pessoa mais tensa e mais vulnerável.

Nós não temos o costume de expressar a raiva e a ansiedade abertamente com o corpo. Muito pelo contrário, nós tendemos a reprimir a irritação, e, para reagir às frustrações que vão se acumulando no decorrer do dia, nós contraímos os músculos. Se estamos cheios de ressentimento e agressividade ao fim de um dia de trabalho, não nos é possível voltar ao normal se não nos livramos dos sentimentos negativos. Estes se armazenam nos músculos sob a forma de tensão e praticamente nos impossibilitam de dormir bem à noite, sendo o sono essencial para nos preparar para o dia seguinte e impedir um acúmulo ainda maior de tensões.

Temos à nossa disposição muitas formas de aliviar a tensão. As propagandas ardilosas nos convencem da necessidade de buscar remédios externos — sob a forma de pílulas, de bebidas alcoólicas, de terapia. A verdade, porém, é que uma boa parte das crises da vida podem ser superadas sem o uso de nenhum remédio externo. Quando usamos os nossos próprios recursos para melhorar, ficamos mais fortes e mais capazes de lidar com o próximo problema. O uso de estimulantes e tranqüilizantes desnecessários nos enfraquece e estimula a dependência.

Com um pouco de tempo e de paciência, podemos aliviar a tensão sob todas as suas formas. Mesmo que não tenhamos o poder para resolver os nossos problemas, nós temos o poder de impedir que eles nos subjuguem. Surpreendentemente, pouquíssima coisa é necessária para mudar a nossa atitude perante a vida.

Para começar, podemos pôr fim à síndrome de tensões físicas causadas por reveses emocionais ou circunstâncias adversas. As seqüências deste capítulo vão exercitar o corpo e melhorar a respiração, permitindo uma assimilação maior de oxigênio que nos vai nutrir o corpo e o cérebro; isso nos ajudará a reagir de modo construtivo à tensão que nos rodeia. Quando o corpo e a mente estão abertos e fortes, nós tendemos menos a acumular os aspectos negativos da tensão.

O contato físico íntimo e o apoio que os parceiros dão um ao outro nestas seqüências é o modo ideal de relaxar e deixar sair as tensões acumuladas. Com o tempo, nosso relacionamento há de adquirir uma profundidade; teremos uma sensibilidade mais profunda às necessidades e fraquezas do parceiro. A prática da *Yoga do Amor* ao fim do dia proporciona uma pausa entre o trabalho cotidiano e o tempo que temos para passar juntos, e isso nos ajudará a voltar mais intimamente um para o outro.

1. TRANQÜILIZAÇÃO

EFEITOS FÍSICOS

Eis uma seqüência maravilhosa para você fazer junto com o seu parceiro ao fim de um dia corrido. Ela vai ajudar vocês a livrar-se da rigidez e da tensão acumuladas em todo o corpo. Vocês entrarão num estado de tranqüilidade para passar bem a noite.

A posição sentada alonga bastante as coxas e os tornozelos, e o levantamento dos braços é ótimo para alongar a coluna e aliviar a rigidez nos ombros. Os órgãos abdominais são tonificados e os braços, bem alongados. O peito se abre plenamente, aumentando assim a capacidade respiratória.

Trata-se de uma seqüência particularmente boa para ser feita a dois, uma vez que é difícil conseguir um bom alongamento sozinho. O poder da seqüência aumenta muito quando ela é feita devagar, com bastante tempo para vocês se deixarem penetrar pelos exercícios. Procurem ir relaxando aos poucos à medida que forem se alongando, dando tempo ao corpo para que ele sinta plenamente os efeitos dos exercícios sem forçar-se além do limite.

A seqüência é um excelente prelúdio às outras seqüências deste capítulo, uma vez que depois dela as pernas, a coluna e o peito estarão tonificados e abertos, prontos para trabalhar em exercícios mais puxados.

REFLEXOS EMOCIONAIS

Esta seqüência foi criada para eliminar a rigidez dos ombros e do pescoço, onde se acumulam as tensões do dia. Além disso, ela aquieta a mente, permitindo que você se sinta relaxado e em paz.

MEDITAÇÃO

Deixo que a paz e a tranqüilidade entrem na minha vida

1. Sentem-se sobre as pernas dobradas, um atrás do outro.
2. Coloque as mãos sobre os ombros do parceiro que está à frente e empurre-os suavemente para baixo. Sentem-se com o cóccix bem voltado para dentro, as nádegas firmemente apoiadas nos calcanhares e o peito levantado e aberto.

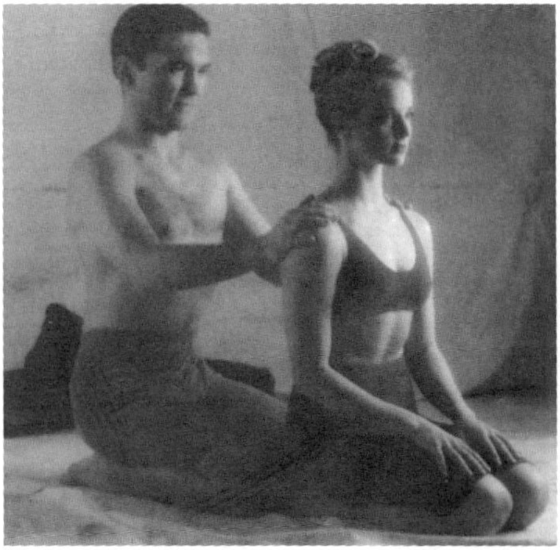

3. O parceiro da frente entrelaça os dedos, vira as palmas das mãos para cima e se alonga nessa mesma direção. Ao mesmo tempo, leve para a frente a parte inferior da coluna, mas sem movimentar para a frente as costelas do peito; depois, conservando a coluna sempre bem alongada, levante o diafragma.
4. O parceiro de apoio auxilia no alongamento, puxando os braços para cima.
5. Mantenha a garganta e a mandíbula relaxadas. Alongue-se ainda mais para cima, sentindo a parte de trás das costelas afastando-se da cintura. Fique nessa posição durante quatro ou cinco ciclos respiratórios.

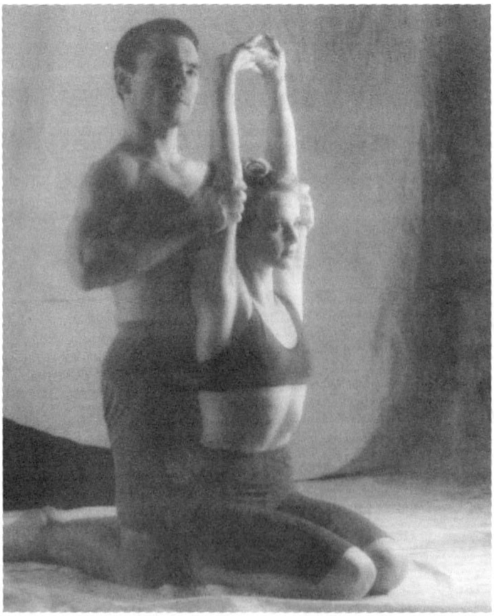

6. Solte as mãos uma da outra, abaixe os braços e entrelace os dedos novamente, mas desta vez deixando para dentro o polegar que estava para fora. Fique assim durante quatro ou cinco ciclos respiratórios.
7. Solte as mãos uma da outra e alongue ambos os braços para baixo, em direção ao chão, permanecendo nessa posição por alguns ciclos respiratórios.

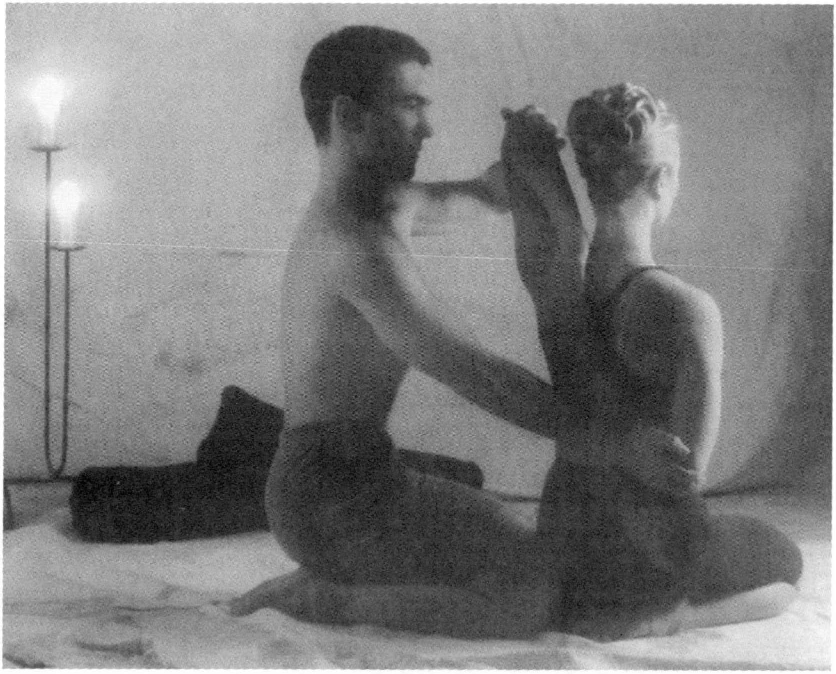

8. Agora, levante o braço esquerdo e deixe-o assim alongado enquanto respira algumas vezes; então, ponha a mão direita para trás, encaixando-a entre as omoplatas. Flexione o braço esquerdo e pegue a mão direita com a esquerda.

9. O parceiro de apoio ajuda a alongar o braço esquerdo para cima. Para tanto, puxe-o para trás até alinhá-lo com a orelha esquerda e, enquanto isso, puxe suavemente o cotovelo direito para trás e para baixo. Você, que está fazendo o exercício, alongue e levante bem a nuca. Fique nessa posição durante quatro ou cinco ciclos respiratórios.

10. Solte as mãos uma da outra e repita o movimento invertendo os lados. Fique na posição durante quatro ou cinco ciclos respiratórios.

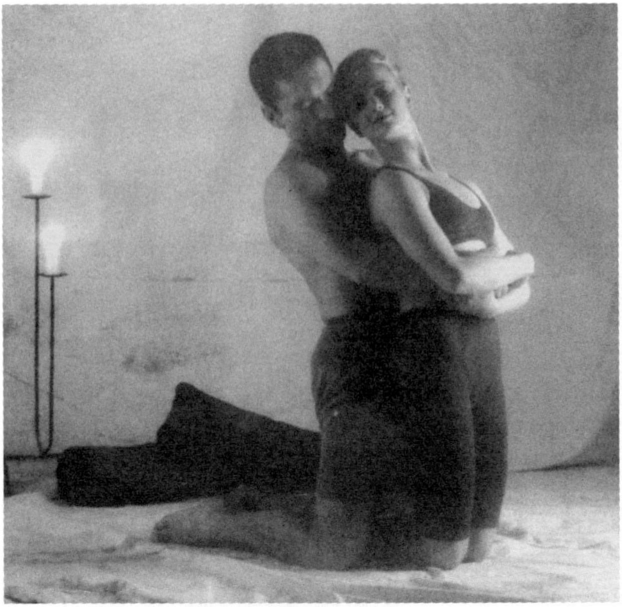

11. Fiquem ambos de joelhos. O parceiro da frente põe a parte inferior das pernas entre os joelhos do parceiro de trás e descansa o corpo sobre os quadris dele. Depois, conservando sempre os quadris alinhados com os joelhos, os dois parceiros inclinam-se para trás o quanto lhes for possível sem causar incômodo, alongando e abrindo o peito. Conservem os ombros puxados para trás e os quadris bem firmes, sem flexionar o corpo na região pélvica. Fiquem nessa posição durante quatro ou cinco ciclos respiratórios.

12. O parceiro da frente senta-se de novo na posição inicial e flexiona o corpo para a frente, abaixando a cabeça até o chão e pondo os braços sob a cabeça. O parceiro de trás também se senta, como na posição inicial, e flexiona o corpo para a frente, repousando a cabeça sobre as nádegas do outro parceiro.
13. Troquem de função.

DICAS ÚTEIS

- Se você não conseguir sentar-se comodamente sobre os calcanhares, a parte da seqüência que exercita os braços pode ser feita na posição de pernas cruzadas, com o outro parceiro ajoelhado atrás.
- Faça bem devagar cada um dos estágios da seqüência. Se os seus ombros estiverem muito rígidos e você não conseguir encostar as mãos uma na outra quando as puser nas costas, segure uma faixa entre as mãos para conseguir o maior alongamento.
- Como sempre, mantenha o rosto relaxado; inspire ao entrar na postura e expire ao sair dela.

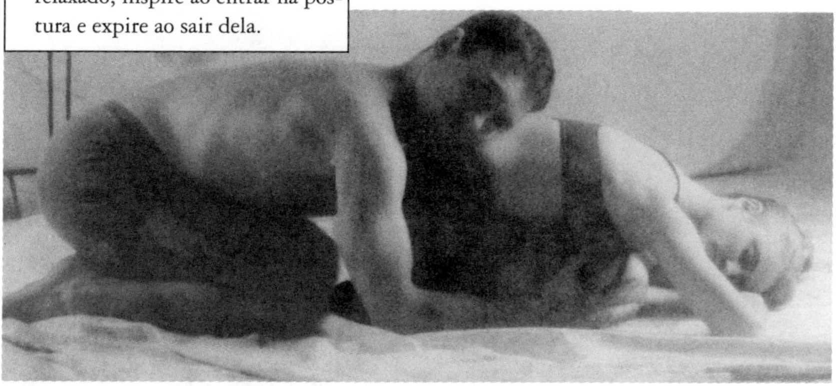

2. REUNIÃO

EFEITOS FÍSICOS

Nesta seqüência, a coluna é fortemente alongada e a tensão na parte inferior das costas é aliviada, mas os movimentos precisam ser executados lentamente e com cuidado.

Os ombros são alongados e o peito é plenamente aberto. Também as coxas são alongadas e tonificadas.

O abdômen é alongado e tonificado, aliviando os problemas gástricos.

O apoio do parceiro ajudará você a levar o alongamento ao limite, aproveitando a seqüência ao máximo.

REFLEXOS EMOCIONAIS

Em geral, no fim do dia, nossas energias estão dispersas. Esta seqüência melhora o ânimo e reúne as partes dispersas de nós mesmos, estimulando a concentração. Restaura as forças e dá alegria.

MEDITAÇÃO

Estou seguro neste mundo. Concentrei meu poder no lugar que por direito lhe cabe

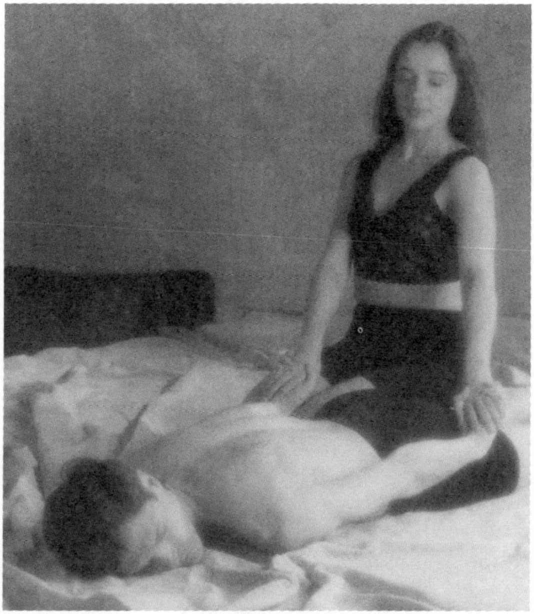

1. Um dos parceiros deita-se de bruços no chão. O parceiro de apoio ajoelha-se ao lado e puxa-lhe suavemente os braços, como que afastando-os dos ombros.

2. O parceiro deitado entrelaça os dedos das mãos, com as palmas das mãos voltadas para as costas. O parceiro de apoio puxa-lhe suavemente os braços para trás, levantando-lhe o peito do chão. Você, parceiro ativo, cole firmemente os quadris no chão e estenda bem as pernas para trás. Mantenha os músculos das nádegas contraídos, o cóccix voltado para dentro, em direção ao chão, as omoplatas bem próximas da coluna e o peito aberto e levantado. Os braços seguem a linha dos ombros. Fique nessa posição durante quatro ou cinco ciclos respiratórios.

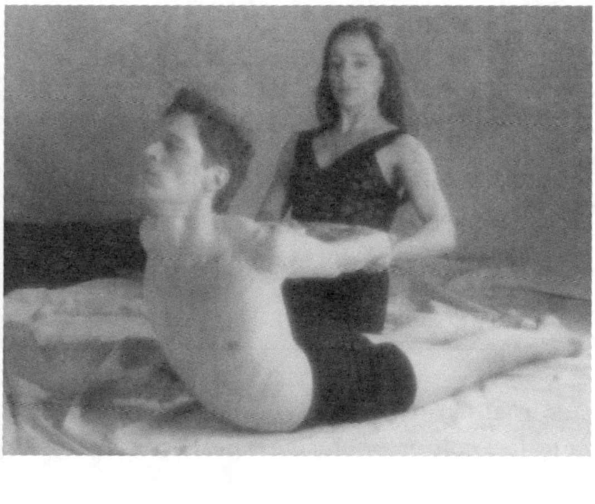

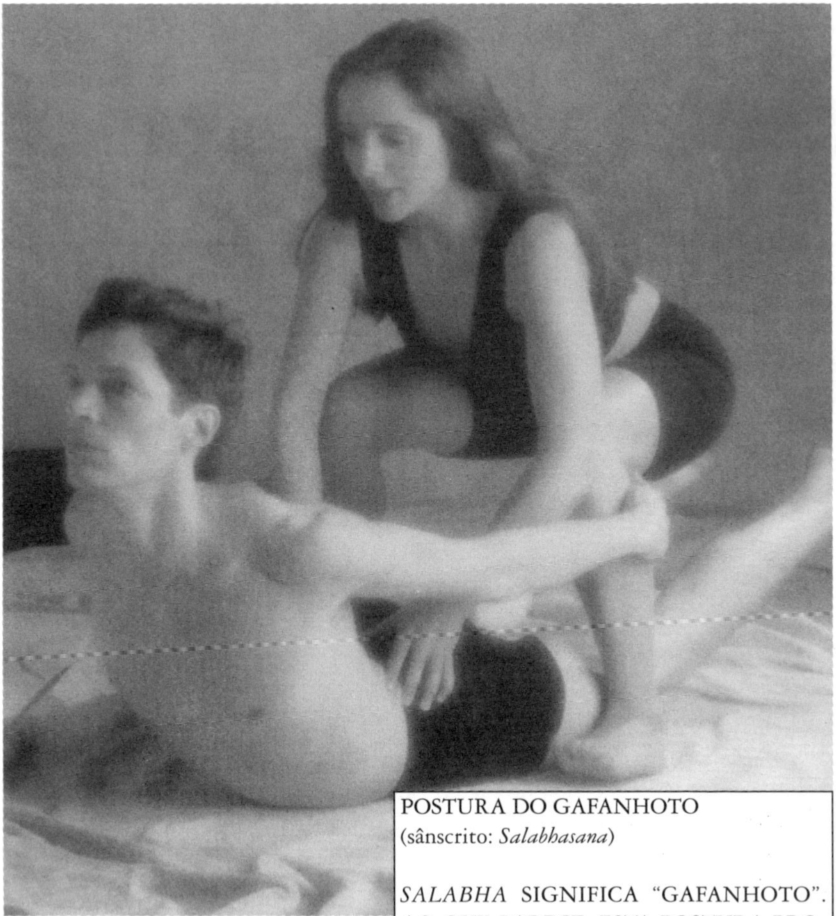

POSTURA DO GAFANHOTO
(sânscrito: *Salabhasana*)

SALABHA SIGNIFICA "GAFANHOTO". AO QUE PARECE, ESTA POSTURA PROCURA IMITAR A POSIÇÃO DO GAFANHOTO OU DO GRILO PARADOS NO CHÃO. ESTA *ASANA* AJUDA A ALIVIAR OS PROBLEMAS GÁSTRICOS E AUXILIA O SISTEMA DIGESTIVO. A COLUNA É EXERCITADA; A POSIÇÃO PODE COLABORAR PARA O ALÍVIO DAS DORES NAS REGIÕES LOMBAR E SACRAL.

3. O parceiro de apoio se agacha com os pés dos lados do parceiro deitado. Este pega com as mãos as pernas do auxiliar, que, por sua vez, empurra-lhe para baixo o cóccix. Então, o parceiro que está deitado levanta e alonga as pernas, entrando na POSTURA DO GAFANHOTO

4. O parceiro que está deitado mantém firmes os músculos das nádegas, levanta as clavículas e alonga toda a coluna, inclusive o pescoço.

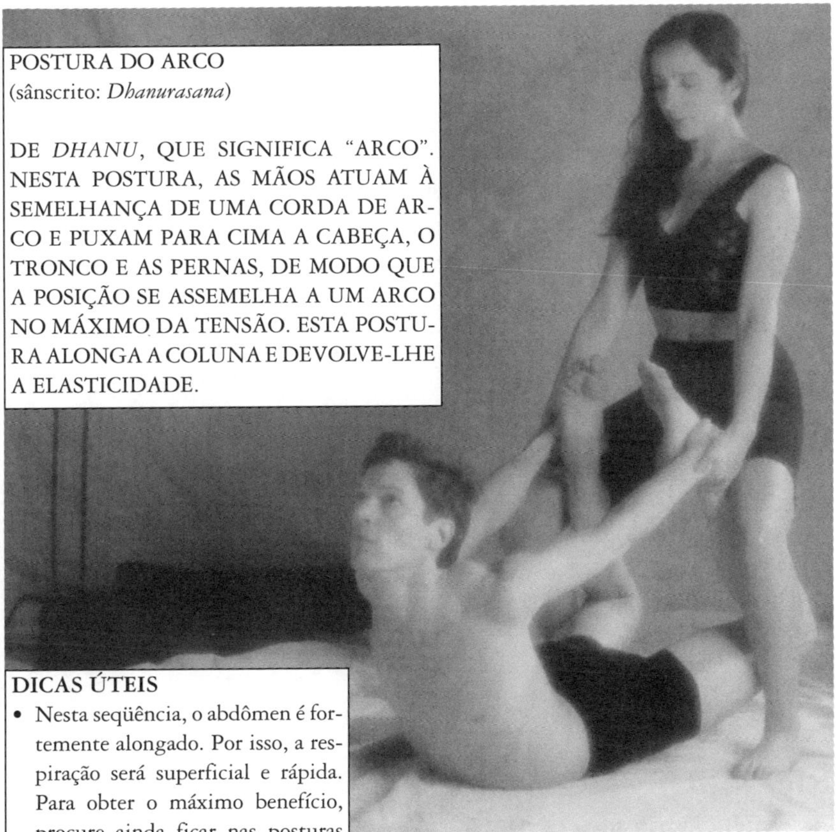

POSTURA DO ARCO
(sânscrito: *Dhanurasana*)

DE *DHANU*, QUE SIGNIFICA "ARCO". NESTA POSTURA, AS MÃOS ATUAM À SEMELHANÇA DE UMA CORDA DE ARCO E PUXAM PARA CIMA A CABEÇA, O TRONCO E AS PERNAS, DE MODO QUE A POSIÇÃO SE ASSEMELHA A UM ARCO NO MÁXIMO DA TENSÃO. ESTA POSTURA ALONGA A COLUNA E DEVOLVE-LHE A ELASTICIDADE.

DICAS ÚTEIS

- Nesta seqüência, o abdômen é fortemente alongado. Por isso, a respiração será superficial e rápida. Para obter o máximo benefício, procure ainda ficar nas posturas por um tempo mínimo de quatro ou cinco ciclos respiratórios.
- Se o contato da pelve com o chão causar incômodo, coloque um cobertor dobrado por debaixo dos quadris.
- Nesta postura, procure não forçar demais o pescoço. Em vez de conduzir o movimento com o pescoço, deixe o alongamento trabalhar no resto do corpo. A tendência comum é a de forçar somente o pescoço.
- Lembre-se: garganta, mandíbula e olhos relaxados.

5. Descansem por um ou dois minutos.
6. O parceiro que está deitado entra na POSTURA DO ARCO, segurando firmemente os tornozelos e levantando os joelhos e o peito. O parceiro o ajuda: pega-lhe pelos pulsos e tornozelos e auxilia-o a levantá-los, de modo que as costelas e os ossos da pelve se descolem do chão. Fique nessa posição durante quatro ou cinco ciclos respiratórios.
7. Troquem de função.

3. LIBERDADE

EFEITOS FÍSICOS

Esta é uma seqüência equilibrada, que vai se intensificando aos poucos. No começo, o peito se abre suavemente e o pescoço é alongado sem esforço. Perto das etapas finais, o pescoço e o peito são preparados para atender às exigências mais fortes da PONTE e do ARCO.

A POSTURA DA PONTE, além de abrir muito bem o peito, dá um excelente alongamento às coxas na vertical; tonificam-se os rins e estimula-se a glândula tireóide localizada no pescoço.

A parte final da seqüência é um alongamento intenso que conduz a abertura do peito ainda um passo além. É o corpo inteiro que então se envolve nesse forte estiramento para cima, que é ainda intensificado pelo apoio do parceiro.

O forte alongamento da coluna vai tonificar o seu sistema nervoso.

REFLEXOS EMOCIONAIS

A seqüência, no seu conjunto, trabalha o corpo inteiro: é extremamente revigorante, alivia as tensões e liberta as emoções. Ao deitar-se para descansar, você há de sentir-se perfeitamente energizado, tranqüilo e com a mente lúcida. Seu espírito estará leve e contente.

MEDITAÇÃO

Liberto o meu corpo e deixo o meu espírito voar

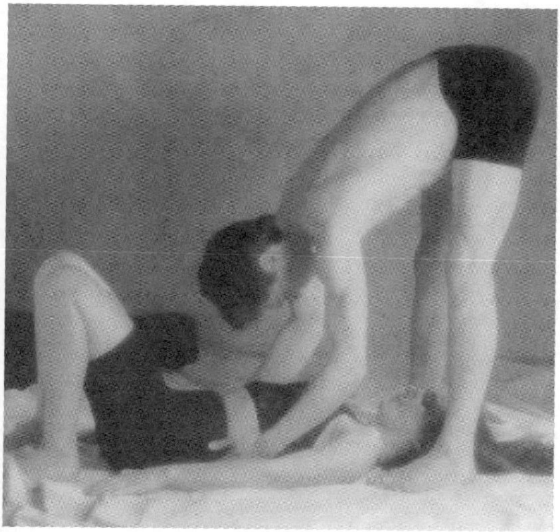

1. Deite-se de costas com os joelhos flexionados e os pés afastados um do outro por uma distância equivalente à largura dos seus quadris. Estenda os braços no chão ao lado do corpo. O parceiro está de pé, com os pés dos lados da sua cabeça, segurando você pelas costas.

2. O parceiro que está de pé levanta ligeiramente as costas do parceiro que está deitado, o qual, por sua vez, mantém a parte de trás da cabeça encostada no chão. Você, que está deitado, abra os braços na altura dos ombros e eleve o meio do peito, como que levando o osso esterno na direção do parceiro. Aproxime bem as omoplatas da coluna, relaxe a garganta e respire suavemente umas quatro ou cinco vezes.

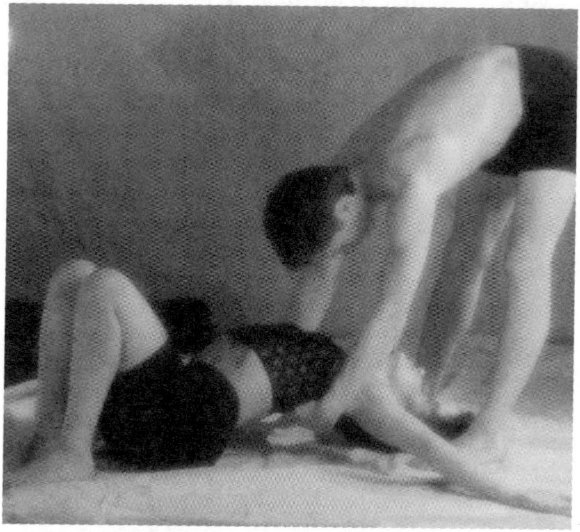

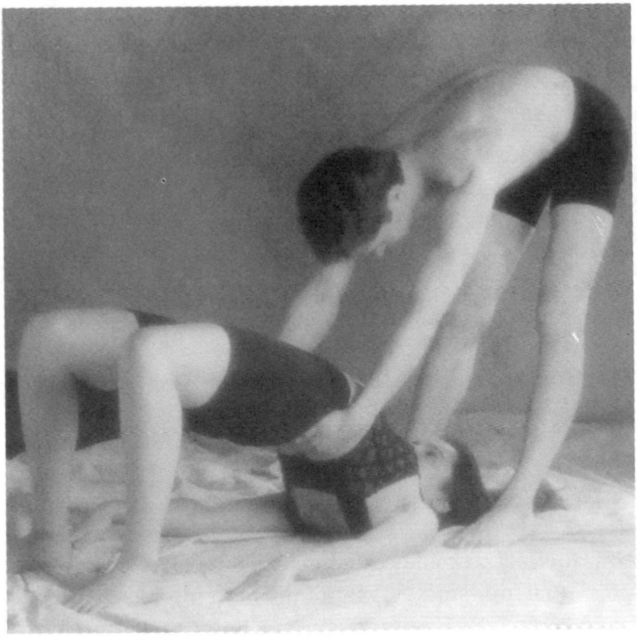

3. Deite-se de novo e descanse por alguns segundos. Então faça força com as pernas e os pés e levante os quadris, afastando o cóccix da cintura para não forçar a parte de baixo das costas. O parceiro dá apoio à sua região lombar e ajuda você a levantar ainda mais. Eleve o meio do peito, como que aproximando o osso esterno do rosto do seu parceiro. Aproxime bem as omoplatas da coluna, relaxe a garganta e alongue a nuca. Fique nessa posição durante quatro ou cinco ciclos respiratórios.

A PONTE
(sânscrito: *Setu Bandha Sarvaganasana*)

A PONTE ALONGA A COLUNA E RELAXA O PESCOÇO. SEU NOME EM SÂNSCRITO SIGNIFICA "POSTURA DA FABRICAÇÃO DE UMA PONTE", EM REFERÊNCIA AO MODO PELO QUAL O CORPO CRIA UM ARCO PERFEITO, DA CABEÇA AOS PÉS. A ENTRADA E A SAÍDA DA POSTURA FORTALECEM OS MÚSCULOS ABDOMINAIS E OS DA PARTE INFERIOR DAS COSTAS E TORNAM MAIS FLEXÍVEIS A COLUNA E OS PULSOS.

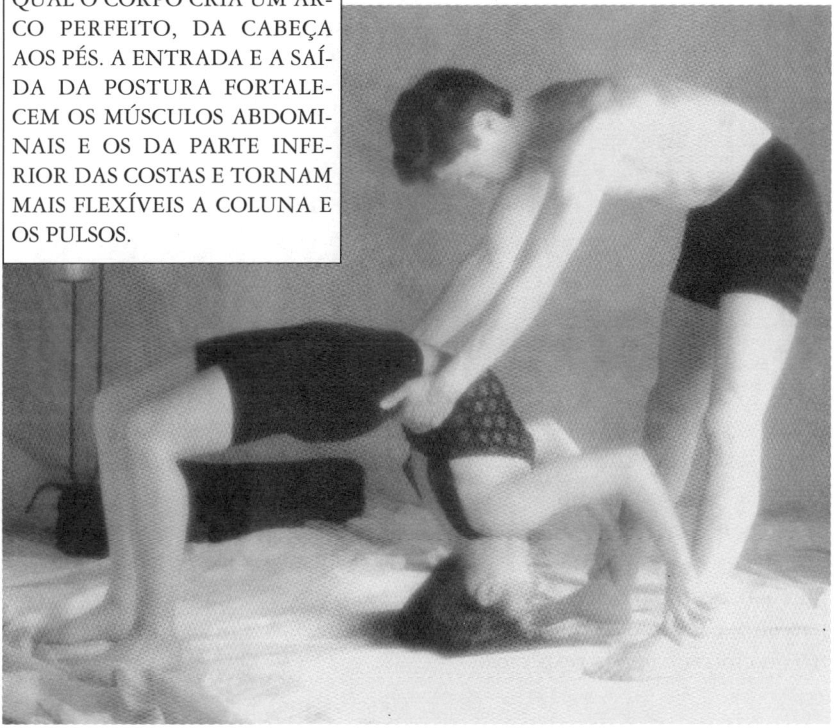

4. Segure nos tornozelos do parceiro e, com as mãos dele apoiando as suas costas, levante mais o corpo e fique apoiado no topo da cabeça. Se você acha que pode alongar-se ainda mais, peça ao parceiro que lhe dê apoio segurando você pelos ombros e aproximando-o dele, enquanto você estira os braços e eleva ainda mais a região média do corpo. Aonde quer que você chegue nesta seqüência, permaneça no máximo alongamento durante quatro ou cinco ciclos respiratórios.

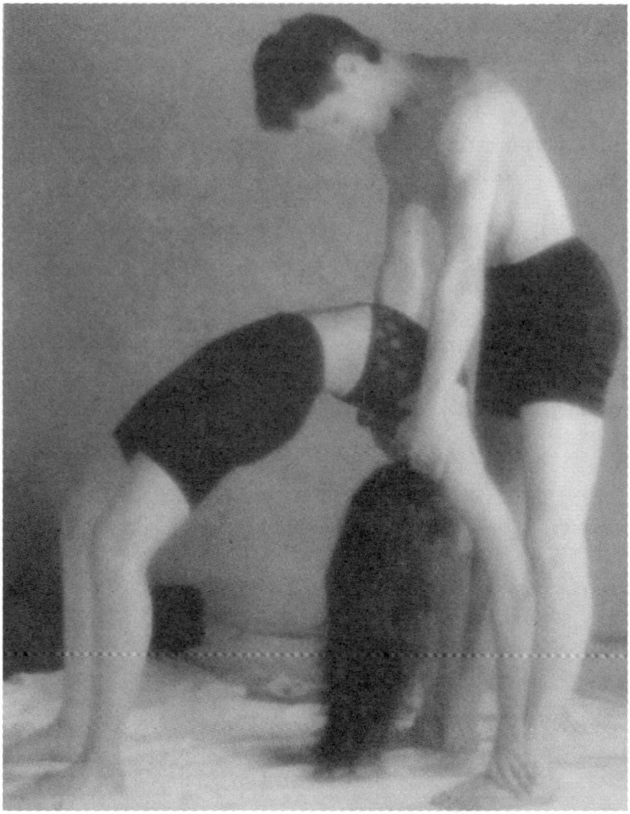

5. Se você sentir que é capaz de alongar-se ainda mais, fique na ponta dos pés. Traga os pés um pouquinho para trás e plante de novo os calcanhares no chão, com bastante firmeza. Levante o peito, levando-o na direção do parceiro, e levante os quadris para o alto. Fique nessa posição durante quatro ou cinco ciclos de respiração.

6. Com a ajuda do parceiro, volte à primeira posição. Sente-se na POSTURA DO SAPATEIRO e flexione o tronco para a frente, encostando, se possível, a cabeça no chão. O parceiro se senta sobre você, apoiando-se logo abaixo da orla da sua bacia, e se inclina para trás sobre as suas costas, trazendo os pés para o lado dos seus quadris e abrindo os braços para os lados. Fiquem nessa posição durante pelo menos 30 segundos.

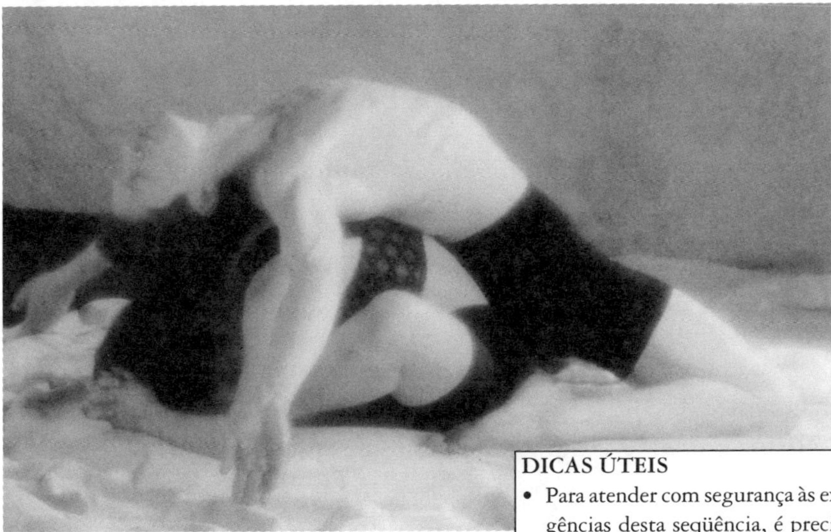

DICAS ÚTEIS

- Para atender com segurança às exigências desta seqüência, é preciso ficar nela bastante tempo. Ao fim de cada etapa, faça uma pausa e tome consciência dos limites da sua flexibilidade.
- Se em algum momento durante a seqüência você sentir que já se alongou o suficiente, volte à posição de descanso.
- Na parte em que o corpo se levanta do chão, mantenha os pés bem firmes e na mesma linha das canelas. Não deixe os pés apontados para os lados.

A YOGA COMO EXERCÍCIO

Cada vez mais, nos países de língua inglesa, a yoga está se popularizando como forma de exercício físico. De início, as pessoas em geral praticam a yoga à guisa de complemento a outras espécies de exercício, como a aeróbica, o levantamento de pesos ou outros esportes. Mas agora, a yoga está sendo cada vez mais levada a sério como uma categoria completa e autônoma de exercícios físicos.

Hoje em dia, a maioria dos atletas profissionais faz uso de *asanas* baseadas na yoga para o seu treinamento, e essa prática, no seu nível mais elementar, melhora a flexibilidade sem diminuir a força. Os exercícios de yoga também são muito bons para encorajar os músculos curtos a esticar-se. Os atletas reconheceram que o aumento da força, da flexibilidade e da mobilidade das articulações e da musculatura reduz a incidência e o grau de gravidade dos ferimentos. Relatam-se também melhoras na eficiência cardiovascular.

É claro que a maioria dos leitores deste livro não são atletas e, na melhor das hipóteses, só fazem exercícios uma ou duas vezes por semana em aulas de ginástica aeróbica ou musculação. No entanto, a yoga tem tantos benefícios quanto essas outras modalidades de exercício. E, além de todos os benefícios físicos, há um outro elemento importante que eleva a yoga acima de todas as demais modalidades: o fator mental.

O poder da yoga reside na sua capacidade de levar o corpo a um estado de equilíbrio sem esforço e de levar a mente a um ponto de imobilidade. Essa mudança de consciência reflete a experiência de unidade total que nos permite entrar em contato com aquilo que os yogues chamam de eu superior universal.

Na prática, a yoga é uma forma de meditação completa da mente e do corpo; por meio dos exercícios, a pessoa imobiliza a mente e penetra num estado atemporal de consciência e de concentração total no momento presente.

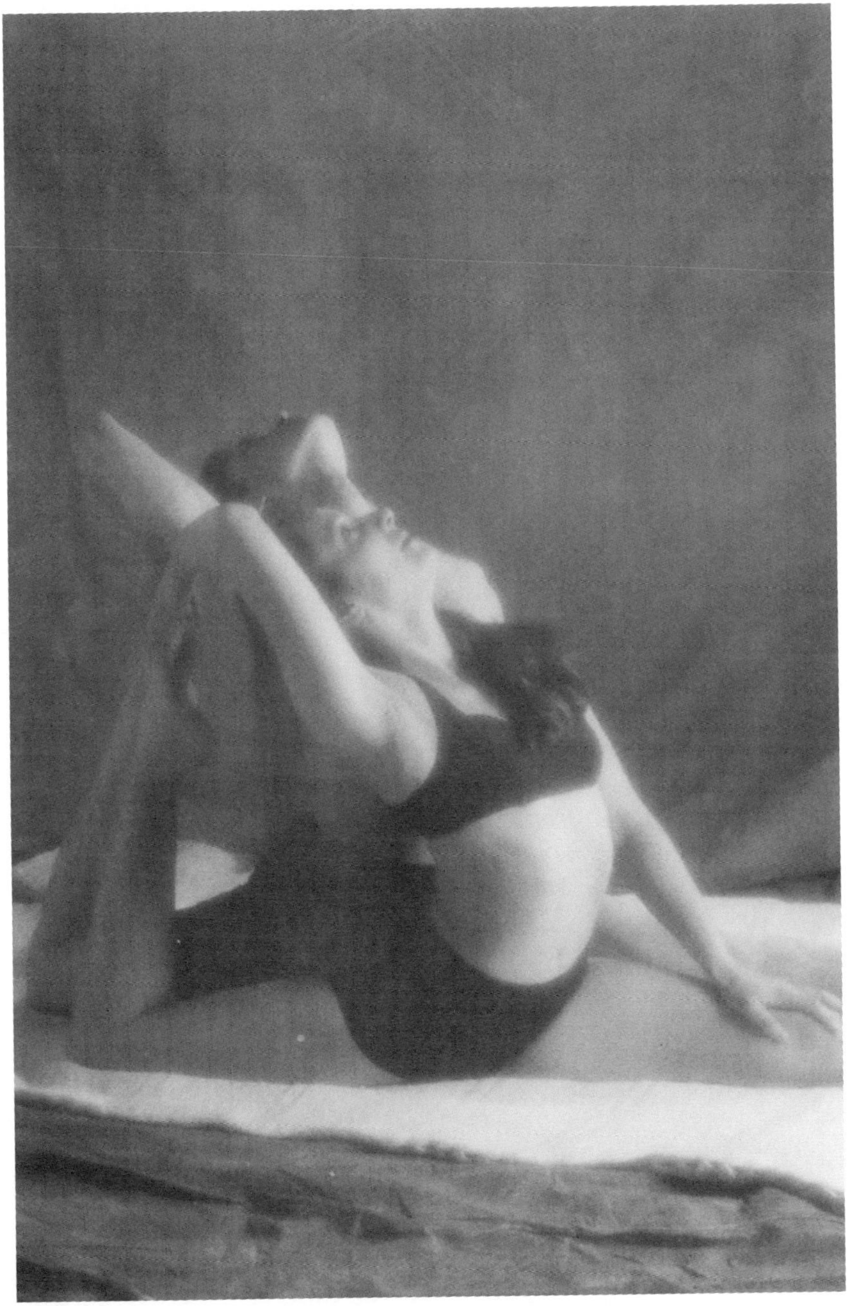

7 PRELÚDIO AO AMOR

O amor é um poder ativo, uma força que rompe as muralhas que nos separam e nos une uns aos outros. A arte do amor sobrepuja a nossa sensação de separação e isolamento e, não obstante, nos permite ainda conservar a nossa integridade, continuar sendo quem somos. O amor maduro é a união sob a condição de que a individualidade seja preservada.

O amor é rítmico. Flui e reflui como as marés e as estações. Os amantes preenchem um ao outro com o ritmo da vida.

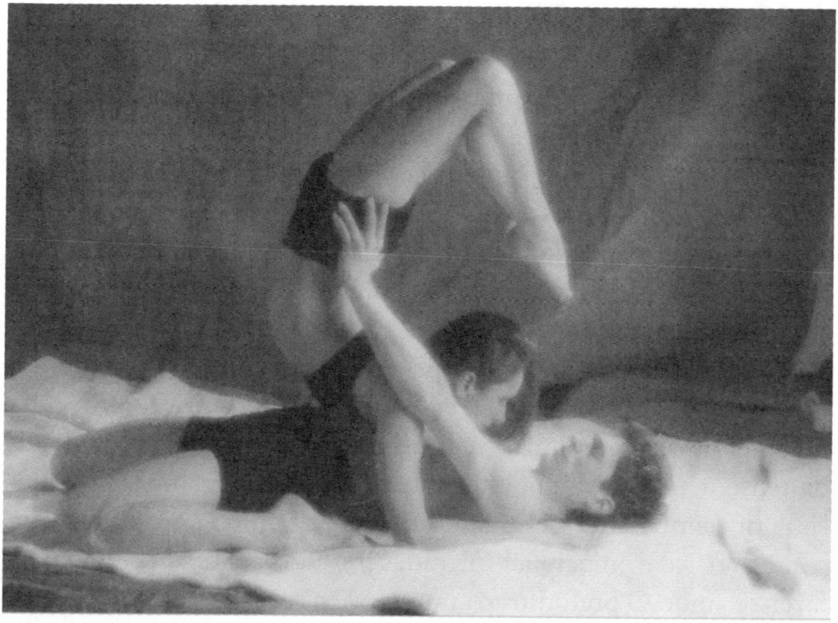

É por meio do amor erótico que nos sentimos vivos e felizes

O amor é uma atividade, não um efeito passivo. A arte de amar consiste primeiramente em dar, e só depois em receber. No seu nível mais elevado, o ato de dar adquire um significado completamente diferente. Não é mais uma renúncia nem um sacrifício, mas uma troca. O amor nos dá uma força e uma vitalidade que nos enchem de contentamento. Sentimo-nos transbordantes de vida e alegria. Há mais prazer em dar do que em receber, pois o ato de dar não implica uma privação, mas tão-somente uma expressão da nossa qualidade de vida.

O exemplo mais elementar desse fato se manifesta no campo do amor sexual. O impulso sexual do homem culmina no ato de dar. O homem dá à mulher a sua pessoa, o seu órgão sexual. No momento do orgasmo, dá a ela o seu sêmen — aliás, não consegue evitar isso! O processo que ocorre com a mulher não é diferente, embora seja mais complexo. Quando abre os portões que conduzem ao centro da sua feminilidade, ela também se dá; no ato de receber, ela dá.

É nesse processo de fusão que os membros do casal começam a conhecer um ao outro. Eles aprendem pela experiência da união. O amor erótico é um requisito necessário para a fusão completa. Ele só tem uma premissa: um amor que nasça da essência do nosso ser — acompanhado pela percepção da essência do ser da outra pessoa. Trata-se de um encontro explosivo, no qual as barreiras se rompem de repente.

As seqüências de yoga que compõem este capítulo foram desenvolvidas para nos ajudar, enquanto casais, a sentir todo o poder do amor erótico e a contrabalançar os efeitos que um estilo de vida tenso e dispersivo pode ter sobre o seu relacionamento. A filosofia que embasa estas seqüências é a de permitir a fruição de um contato físico e emocional íntimo, sem que haja uma pressão para fazer-se amor. O prelúdio ao amor erótico compõe-se de certos elementos básicos que são os constituintes de todas as formas de amor: o carinho, a responsabilidade, o respeito e o conhecimento — a dedicação ativa à vida das pessoas que amamos. É só o trabalho com esses elementos básicos que nos habilita a uma entrega total ao poder do amor erótico.

1. CARINHO

É recomendável que, antes de partir para os primeiros movimentos deste capítulo, o casal complete a seqüência "Tranqüilização", a primeira do Capítulo 6, "Para Terminar o Dia Juntos".

EFEITOS FÍSICOS

As duas primeiras seqüências abrem todo o corpo com um bom alongamento antes que vocês façam a PARADA DE OMBROS, mais puxada, que é seguida pela seqüência de relaxamento que vem no fim do capítulo.

Com o apoio do parceiro, você vai se sentir capaz de alongar-se totalmente e de conservar-se por mais tempo nas posições. O carinho proporciona um alongamento excelente a todo o corpo e, ao mesmo tempo, fortalece tanto os braços quanto os pulsos.

As articulações dos ombros são aliviadas e fortalecidas e o peito se abre totalmente.

REFLEXOS EMOCIONAIS

Nesta seqüência de Carinho, o apoio do parceiro é essencial para despertar os seus centros sexuais e emocionais: os quadris, as nádegas, a virilha e o peito. Sua consciência da sexualidade vai aumentar.

MEDITAÇÃO

Seu apoio me dá carinho e cuida de mim

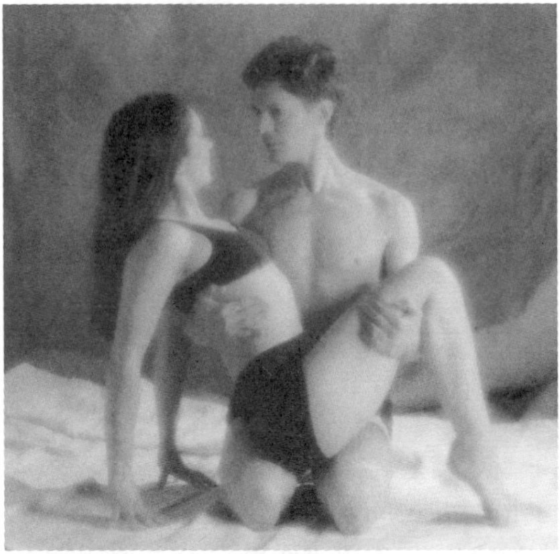

1. Sente-se sobre as coxas do parceiro, de lado. O parceiro deve segurar você pela cintura e pelas coxas. Conserve os braços na mesma linha dos ombros e as mãos encostadas no chão.

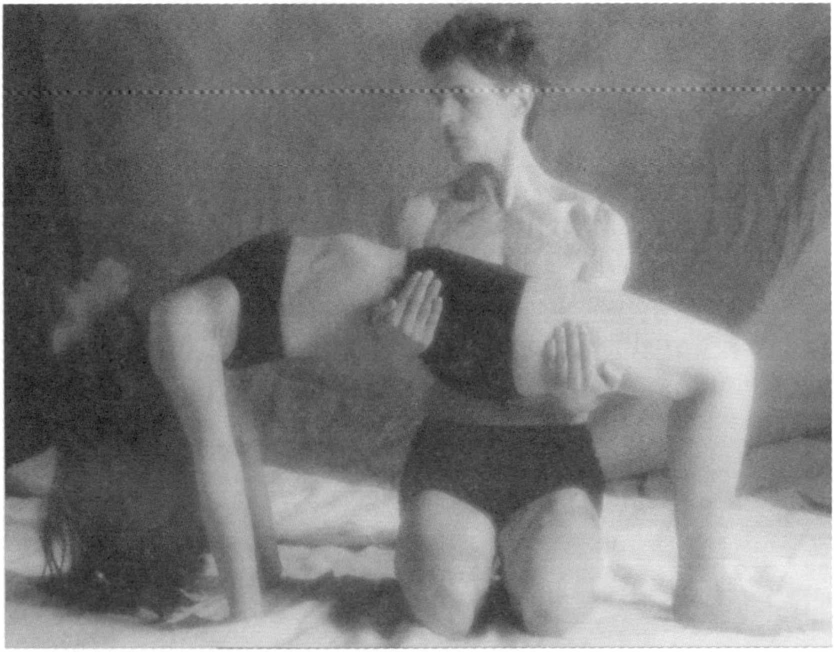

2. O parceiro levanta os seus quadris até levá-los à mesma altura dos seus ombros. Fiquem nessa posição durante quatro ou cinco ciclos respiratórios.

3. Estenda as pernas e alongue-se totalmente; volte as pontas dos pés para o chão. Solte a cabeça para trás, com as omoplatas colocadas bem perto da coluna. As pernas não giram para os lados, mas ficam perfeitamente voltadas para cima; o lado de dentro dos seus pés, por outro lado, deve voltar-se um pouco para o chão. Seus quadris estão elevados e o cóccix está posto para dentro, na direção do púbis. O parceiro lhe pega pela região lombar com as mãos e os antebraços. Fiquem nessa posição durante quatro ou cinco ciclos respiratórios.
4. O parceiro desce você bem devagar até o chão. Incline-se para a frente na POSTURA DO SAPATEIRO para contrabalançar os efeitos do alongamento da coluna.
5. Troquem de função.

DICAS ÚTEIS

- Se você sentir tensão no pescoço durante esta seqüência, concentre-se em alongar a parte de trás do pescoço.
- Se você conservar as omoplatas bem próximas da coluna e as clavículas bem levantadas, a tensão no pescoço deve diminuir.

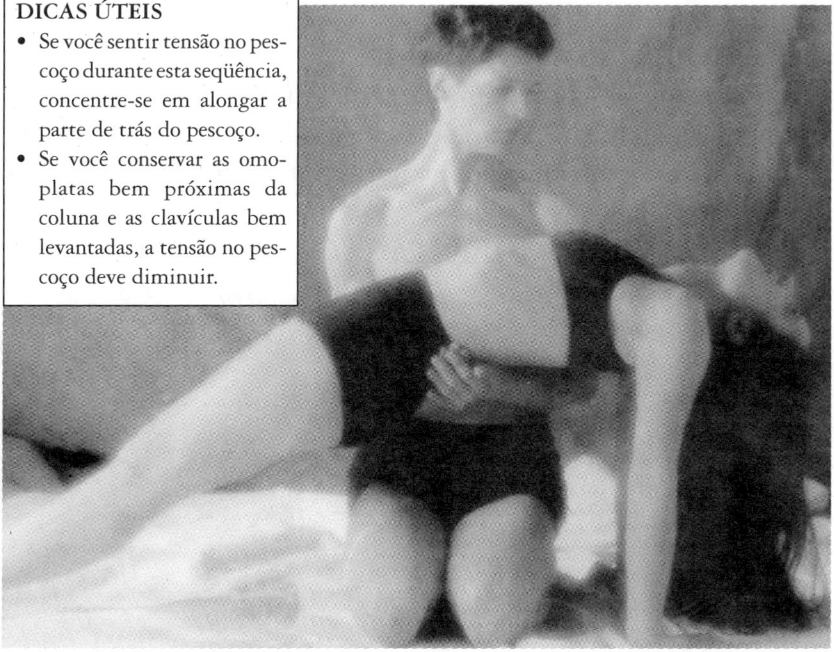

2. PROXIMIDADE

EFEITOS FÍSICOS

Na Proximidade, o corpo já está alongado e tonificado e ambos os parceiros podem se beneficiar ao mesmo tempo. Trata-se de uma seqüência revigorante a ser feita com o apoio do parceiro; nela, vocês sentem a lenta abertura e a sensação de liberdade no peito à medida que, apoiando-se um no outro, vão adquirindo uma capacidade respiratória maior.

A flexão simples das costas colabora para aliviar a rigidez nos ombros, abrir o peito e dar firmeza aos quadris. Os rins são movimentados e tonificados.

Na parte final da seqüência a sensação de alongamento é maravilhosa quando vocês põem os braços para trás e se entregam totalmente.

REFLEXOS EMOCIONAIS

Movimentem seus corpos em harmonia, juntos, abraçando e acariciando um ao outro. Vocês se alongam de maneira harmônica, refletindo os movimentos um do outro numa dança amorosa.

MEDITAÇÃO

Estamos em paz um com o outro

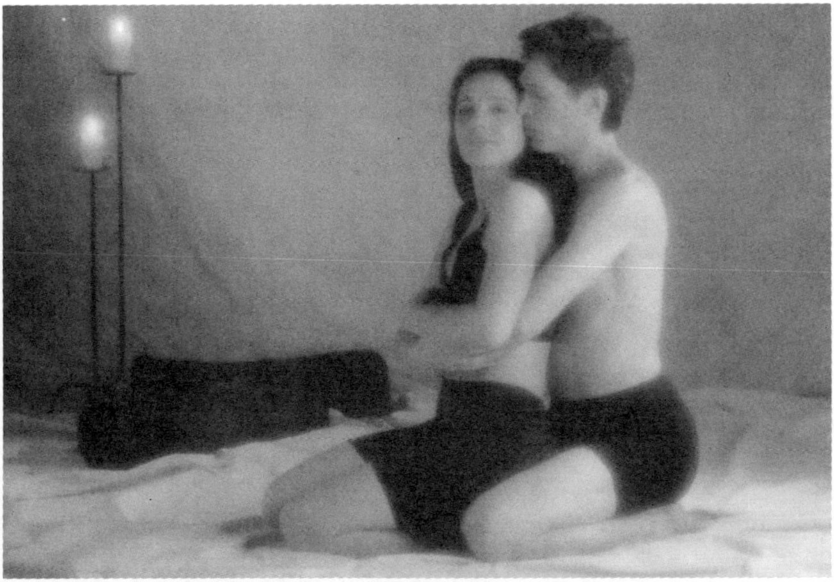

1. Sentem-se um atrás do outro, apoiando os quadris sobre os pés.

2. Apóiem-se ambos sobre os joelhos, separando um pouquinho os pés e deixando as coxas perpendiculares ao chão. Contraiam com firmeza os quadris e as nádegas, pondo as costelas para cima e afastando-as dos quadris; o cóccix deve estar voltado para a frente. Aproximem as omoplatas da coluna vertebral. Alonguem o abdômen para cima e levantem as clavículas. Imaginem-se querendo fazer o pescoço entrar na base do crânio. O parceiro de trás levanta suavemente as costas do parceiro da frente, enquanto este encosta a parte de trás da cabeça no peito do outro. Fiquem nessa posição durante quatro ou cinco ciclos respiratórios.

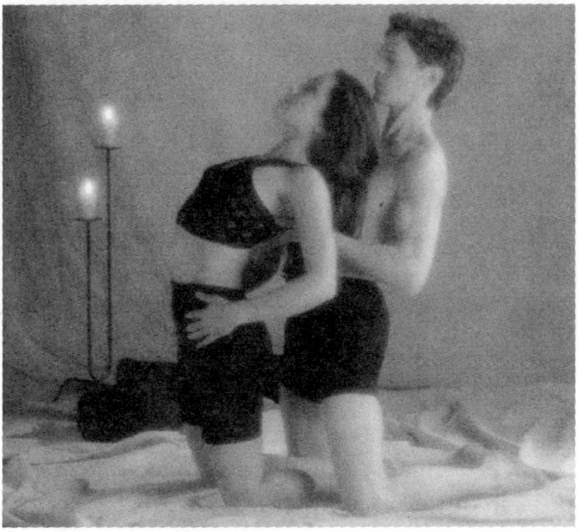

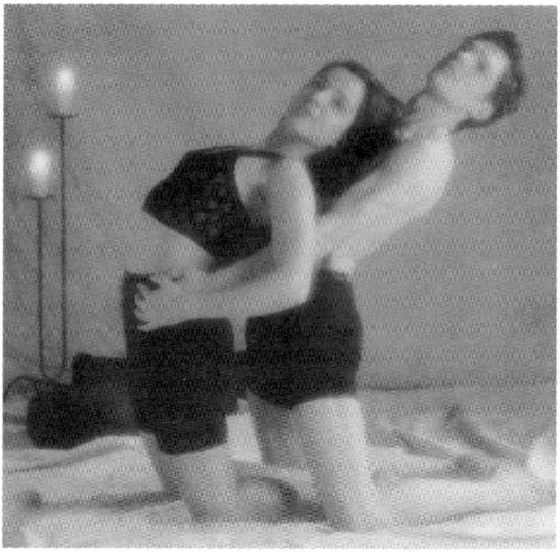

3. Levantem ambos o peito. O parceiro de trás coloca as mãos nos quadris do parceiro da frente e ambos se inclinam para trás, aproximando as omoplatas da coluna e esticando o pescoço. O parceiro da frente põe as suas mãos sobre as mãos do parceiro de trás. Fiquem nessa posição durante quatro ou cinco ciclos respiratórios.

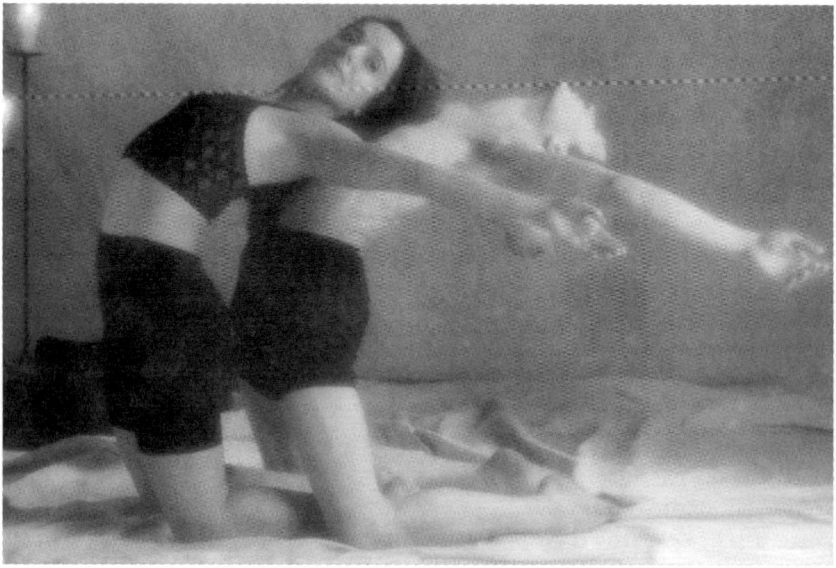

4. Para entrar na postura, inclinem-se ambos totalmente para trás. Abram os braços para trás e para os lados, alongando todos os músculos, até os das palmas das mãos, e dilatando ao máximo a coluna e o peito. Fiquem nessa posição durante quatro ou cinco ciclos respiratórios.

DICAS ÚTEIS

- Se a posição estiver incômoda, coloquem um cobertor dobrado sob os joelhos.
- Se você tiver uma sensação de aperto na garganta, veja se as omoplatas estão bem próximas do peito; se o que você está levantando são as clavículas, e não o pescoço; e se o pescoço está como que penetrando na base do crânio.

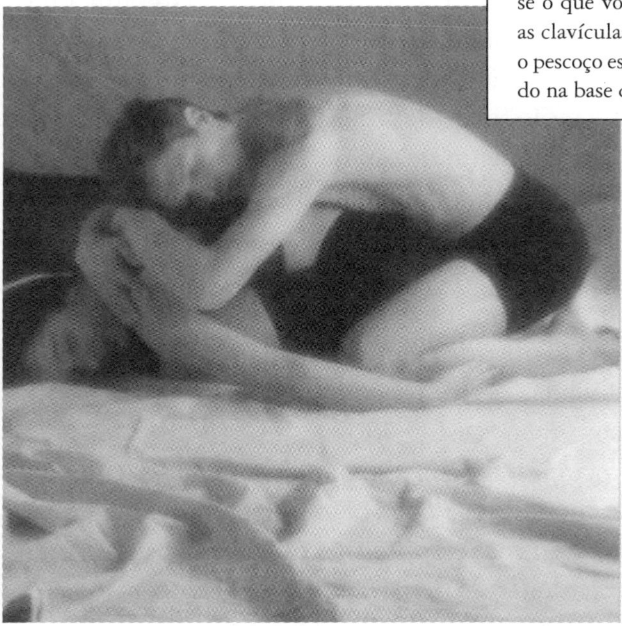

5. Fiquem eretos de novo e voltem a sentar-se sobre os pés. Inclinem-se para a frente. O parceiro de trás deve repousar e alongar-se sobre as costas do outro. Relaxem nessa posição por um ou dois minutos.
6. Troquem de lugar.

3. EQUILÍBRIO

EFEITOS FÍSICOS

A PARADA SOBRE OS OMBROS é uma das posturas mais importantes da yoga. Quando o corpo fica de cabeça para baixo num ângulo reto com o pescoço, as glândulas tireóide e paratireóide são estimuladas. Trata-se de glândulas importantes, localizadas no pescoço; com a contração firme dos músculos do queixo e da mandíbula, aumenta o suprimento de sangue nessa região.

Devido à circulação sadia do sangue nas regiões do peito e do pescoço, esta seqüência colabora para a cura de várias doenças, como a asma, a bronquite e diversos males da garganta.

A postura também tem um efeito sedativo sobre os nervos. Os órgãos internos são nutridos em virtude da posição invertida e a constipação é aliviada. A circulação melhora e o sangue venoso volta ao coração com menos esforço.

Você deve procurar ficar na PARADA SOBRE OS OMBROS por alguns minutos, de modo a perceber bem o apoio e a ajuda que o parceiro lhe dá. Quando você terminar a seqüência, seu corpo inteiro estará calmo e bem nutrido de sangue e você há de sentir-se sintonizado com o parceiro.

REFLEXOS EMOCIONAIS

A PARADA SOBRE OS OMBROS promove o equilíbrio e a estabilidade emocional. O apoio do parceiro lhe dá uma sensação de perfeita liberdade emocional.

MEDITAÇÃO

Estou centrado e me dou livremente a você

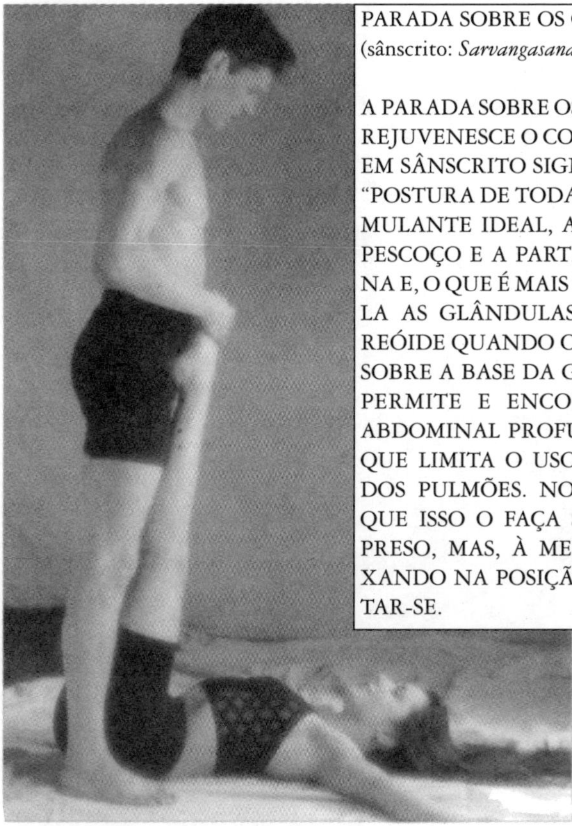

PARADA SOBRE OS OMBROS
(sânscrito: *Sarvangasana*)

A PARADA SOBRE OS OMBROS REVIGORA E REJUVENESCE O CORPO INTEIRO. O NOME EM SÂNSCRITO SIGNIFICA LITERALMENTE "POSTURA DE TODAS AS PARTES". UM ESTIMULANTE IDEAL, A POSTURA ALONGA O PESCOÇO E A PARTE SUPERIOR DA COLUNA E, O QUE É MAIS IMPORTANTE, ESTIMULA AS GLÂNDULAS TIREÓIDE E PARATIREÓIDE QUANDO O QUEIXO FAZ PRESSÃO SOBRE A BASE DA GARGANTA. A POSIÇÃO PERMITE E ENCORAJA A RESPIRAÇÃO ABDOMINAL PROFUNDA, NA MEDIDA EM QUE LIMITA O USO DA PARTE SUPERIOR DOS PULMÕES. NO COMEÇO É POSSÍVEL QUE ISSO O FAÇA SENTIR-SE UM POUCO PRESO, MAS, À MEDIDA QUE FOR RELAXANDO NA POSIÇÃO, VOCÊ HÁ DE ADAPTAR-SE.

1. Deite-se de costas no chão com os braços abertos para os lados. O parceiro fica de pé com os pés aos lados dos seus quadris e puxa para cima as suas pernas estendidas. Deixe as suas costas relaxarem sobre o chão, alongue o pescoço e relaxe os músculos da face.

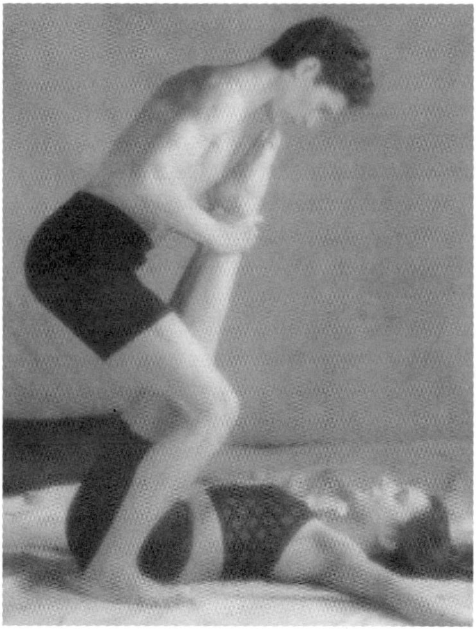

2. O parceiro que está de pé flexiona as pernas e segura os tornozelos do parceiro reclinado; depois, levanta-os e alonga-os, levando-os um pouquinho na direção do rosto do que está deitado.

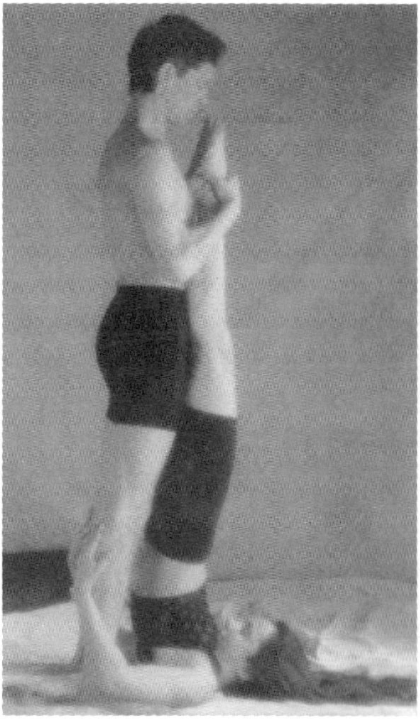

3. O parceiro que está de pé levanta então o corpo do outro, deixando-o apoiado nos ombros. Os quadris do parceiro que está na parada de ombros ficam apoiados sobre as coxas do outro; as pernas, sobre o peito do outro. Em contato com o chão só devem estar a nuca, a cabeça, a parte de trás do pescoço, os ombros e os braços. O restante do corpo, tanto quanto possível, deve formar uma linha reta vertical. Fique até cinco minutos nesta postura.

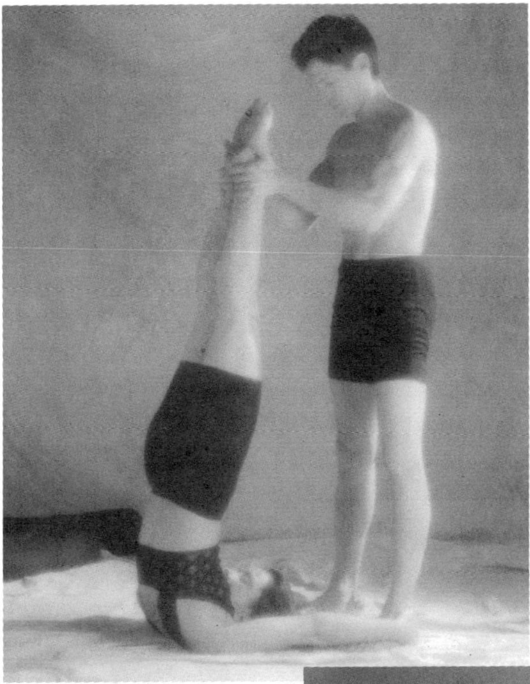

4. O parceiro que está na parada de ombros apóia as próprias costas com as palmas das mãos enquanto o outro dá a volta, fica atrás da cabeça dele e puxa-lhe novamente as pernas para cima. Então, o parceiro ativo tira as mãos das costas e pega os tornozelos do parceiro auxiliar.

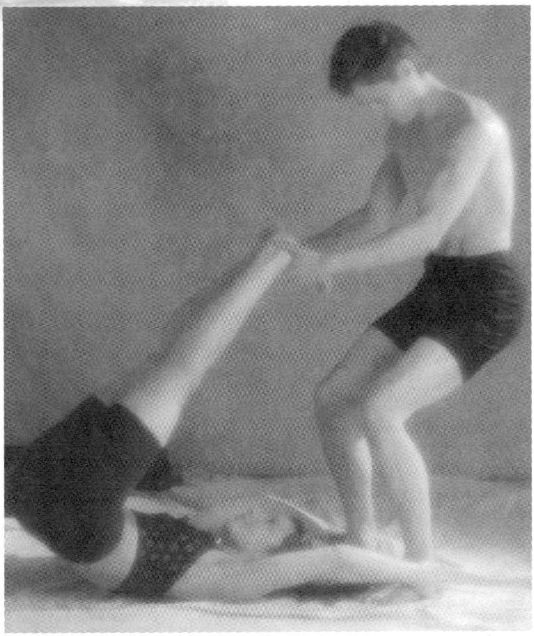

5. O parceiro que está de pé faz o parceiro ativo baixar de volta, devolvendo-lhe as costas ao chão vértebra por vértebra.

DICAS ÚTEIS

- Não faça a PARADA SOBRE OS OMBROS quando estiver menstruada. Nessa época, não se considera benéfico inverter a posição da pelve.
- Se a postura impuser uma tensão demasiada no pescoço ou você sentir uma pressão nos olhos, nos ouvidos ou na garganta, peça ao parceiro que lhe devolva lentamente ao chão. Relaxe e alongue o pescoço e veja como se sente antes de procurar entrar de novo na postura. Se você voltar à parada de ombros e continuar sentindo a tensão e a pressão, pare o exercício.
- Veja se você é capaz de envolver na postura todas as partes do seu corpo. Levante, alongue e relaxe os músculos. Deixe a garganta, os olhos e a mandíbula em estado passivo.

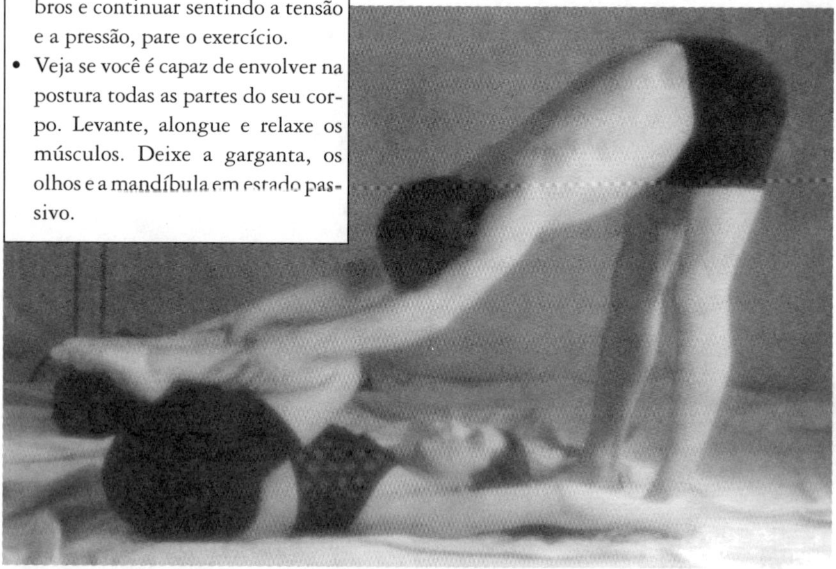

6. O parceiro reclinado traz os joelhos de encontro ao peito, para alongar o corpo no outro sentido, enquanto o que está de pé aperta-lhe as canelas para baixo.
7. Troquem de função.

4. O ABRAÇO

EFEITOS FÍSICOS

No nível prático, o ato de sentar-se e deitar-se nesta versão mais branda da POSTURA DO SAPATEIRO alivia os problemas menstruais, os da próstata e os da bexiga.

A seqüência libera e relaxa os quadris, as coxas e o abdômen, partes do corpo que desempenham papel de destaque no ato sexual.

Esta postura, que é uma das mais suaves e mais sensuais, constitui um coroamento apropriado às seqüências anteriores deste capítulo. Seu corpo estará tonificado, aberto e pronto para o amor.

REFLEXOS EMOCIONAIS

Entregando-se um ao outro deste modo, vocês se abrem ao poder do amor, a uma sensação de abandono completo nas mãos um do outro. Surgirá entre vocês um sentimento de integração espiritual, mental e físico.

MEDITAÇÃO

Um com o outro, somos um

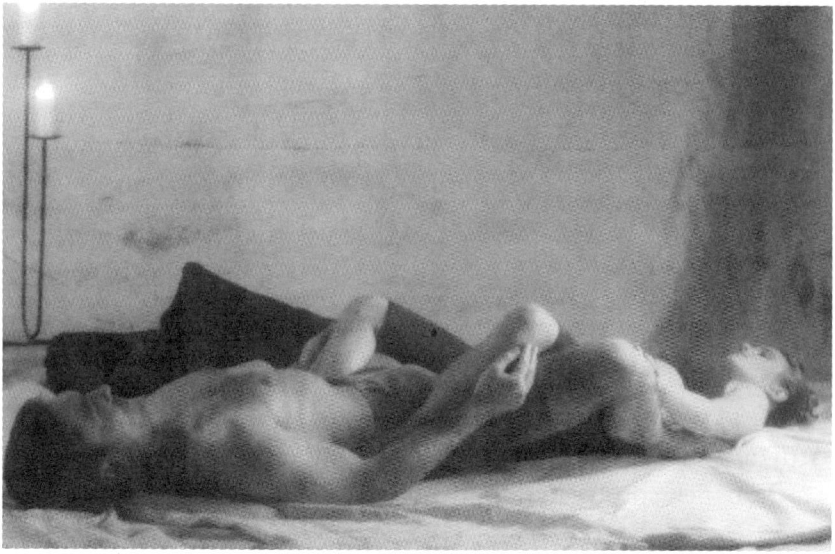

1. Ambos os parceiros se deitam de costas no chão, entrelaçando as pernas. O parceiro de apoio põe as suas pernas sobre a parte interna das coxas do outro e faz pressão nessa região. O peso das pernas sobre as coxas vai ajudar a aliviar a rigidez na região da pelve e da virilha.

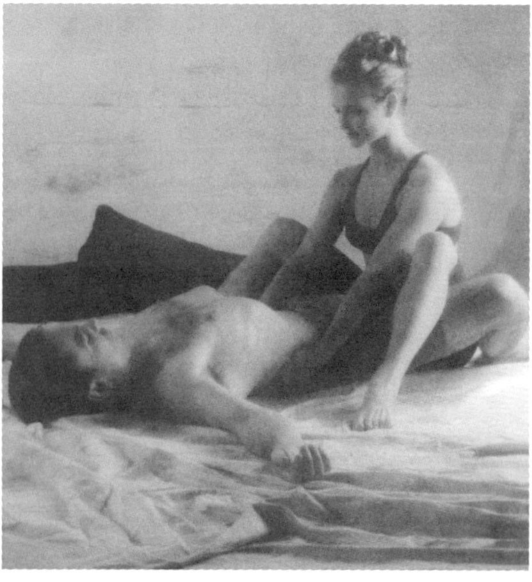

2. Um dos parceiros se senta, pondo os braços para os lados e elevando o corpo com a força dos braços. Então, segura o outro parceiro pela cintura.

3. O parceiro reclinado põe os braços para os lados e assume a posição sentada.

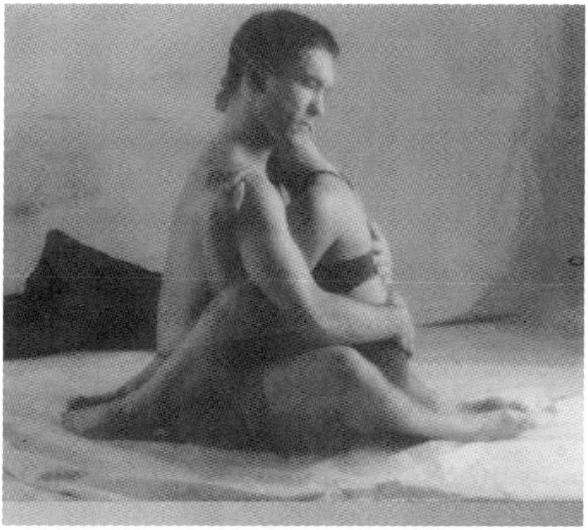

4. Os parceiros se apóiam um no outro, deixando as costas retas e repousando a cabeça primeiro no ombro direito e depois no ombro esquerdo do parceiro.

5. Ambos os parceiros saem da posição sentada e voltam a deitar-se no chão como no começo.
6. Troquem de posição de modo que desta vez as pernas do outro parceiro estejam por cima e pressionem as suas para os lados. Repitam a seqüência.

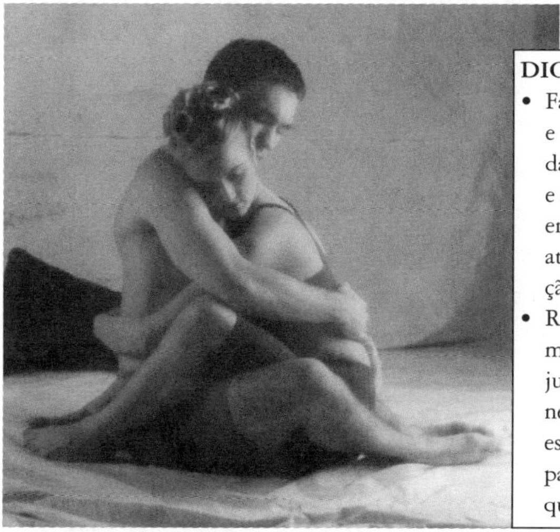

DICAS ÚTEIS

- Façam esta seqüência bem devagar e respirem juntos, suave e profundamente. Estejam atentos ao fluxo e refluxo da respiração do parceiro; entrem em contato um com o outro através do ritmo suave da respiração.
- Relaxem e fruam deste tempo mágico que vocês estão passando juntos sem nenhuma expectativa, nenhuma pressão. Deixem que o estado de espírito que vocês estão partilhando os levem aonde vocês quiserem ir.

OS RITUAIS DO AMOR

As seqüências Carinho, Proximidade, Equilíbrio e o Abraço foram criadas para preparar a mente e o corpo para o ato do amor. Entretanto, são poucas as pessoas que se lembram de criar um ambiente que inspire e favoreça o amor. Essas preparações constituem os rituais do amor. São muitas as tradições antigas que têm ritos e rituais sexuais. Eles nos ajudam a libertar-nos de nós mesmos e a entregarmo-nos à experiência do amor e à interação energética que ocorre entre os que se amam.

Antes de mais nada, escolham um momento para o amor. Na correria da vida moderna, isso não é fácil, mas é importante que ambos os parceiros assumam o compromisso de estar juntos num determinado momento; de preferência, devem combinar esse encontro com a máxima antecedência possível. Para sintonizar as energias, vocês precisam começar por praticar juntos as seqüências de yoga ou a meditação. Os textos hindus asseveram que o ato sexual tem mais potência entre as 7 horas da noite e a meia-noite, e depois entre a meia-noite e as duas da madrugada. Comam juntos pelo menos uma hora antes de fazer amor, mas só consumam alimentos leves, saudáveis e de fácil digestão.

Em segundo lugar, vocês precisam criar um espaço sagrado. Escolham um local e um momento em que ninguém possa incomodá-los. Limpem o lugar e acendam velas que dêem uma luminosidade branda e sensual. Ajeitem travesseiros e almofadas para servir de apoio e aqueçam o quarto para que vocês possam tirar a roupa sem sentir frio. Acrescentem cores que evoquem o estado de espírito a que vocês almejam — o vermelho, o alaranjado ou o púrpura para estimular, o azul-escuro e o violeta para relaxar, o verde para curar.

Os banhos com óleos perfumados e a queima desses óleos acrescentam uma nova dimensão ao ato de fazer amor. Os óleos essenciais, como os de jasmim, rosa, ylang-ylang ou sândalo, podem acalmar e estimular tanto o corpo quanto o espírito. Há um sem-número de coisas que vocês podem fazer para acentuar o erotismo do ato sexual. Procurem usar somente materiais orgânicos e naturais para criar uma atmosfera que agrade ao espírito, dê vida ao coração e eleve a mente.

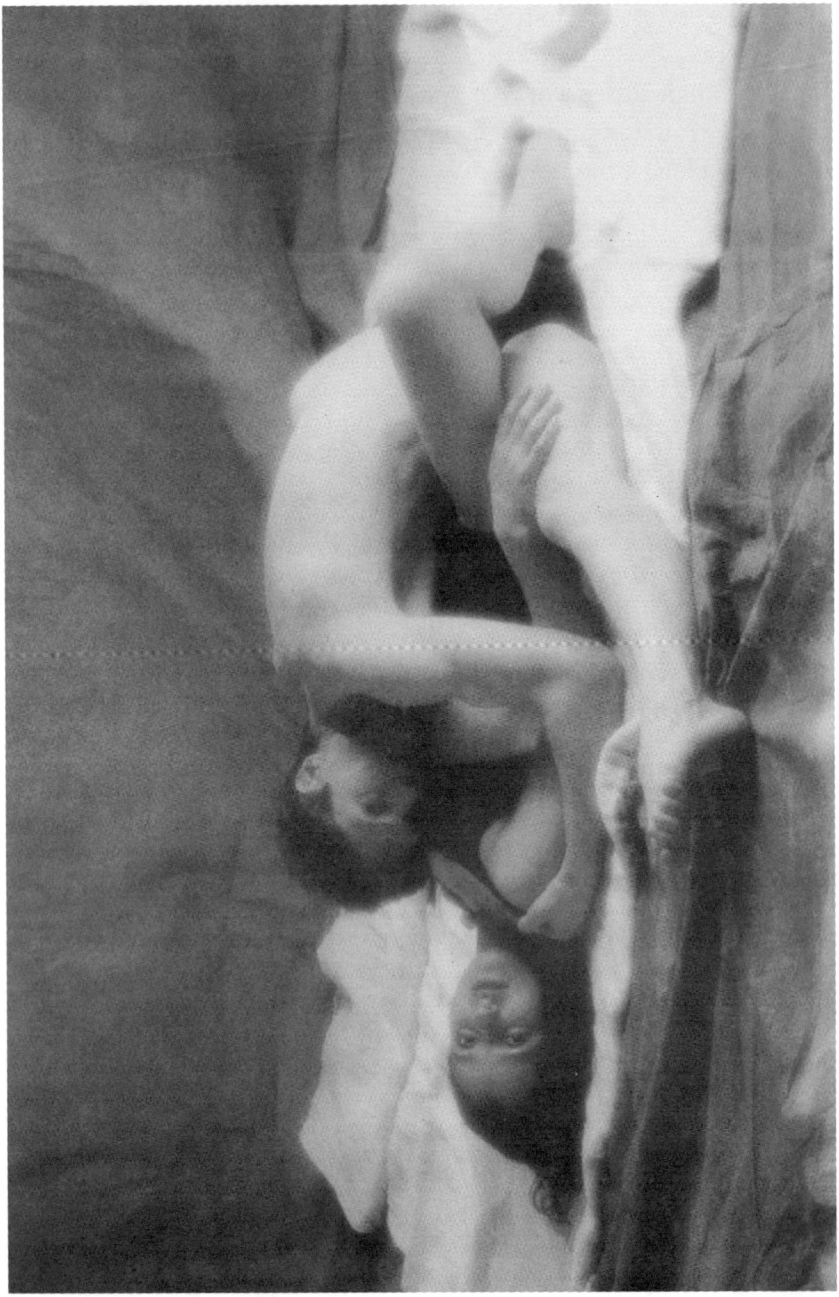

8 PRONTOS PARA O AMOR

O desejo de aprender mais acerca de nós mesmos e dos outros foi expresso há muito tempo nas palavras do antigo oráculo de Delfos, na Grécia: "Conhece-te a ti mesmo." Daí nasceu toda a psicologia. É impossível, porém, que esse desejo se realize tão-somente com o concurso do conhecimento comum ou da razão por si só. Mesmo que soubéssemos mil vezes mais do que já sabemos, não chegaríamos ao fundo do que há para saber. Ainda seríamos um enigma para nós mesmos. O único caminho que leva ao conhecimento pleno é o ato de amor; esse ato está além do pensamento e transcende as palavras. É um mergulho audacioso na experiência da união.

Estejam um com o outro, mas não tomem posse um do outro. A sensação de posse é semelhante à da pessoa que tenta agarrar o vento. A intimidade vem por si só.

Por baixo da necessidade existencial e universal de unidade, existe outra necessidade de caráter mais especificamente psicológico: o desejo de união entre os pólos masculino e feminino. A expressão mais forte do estado de polarização em que vivemos é o mito de que, numa época há muito passada, o homem e a mulher eram um só ser que depois foi cortado na metade; a partir daí, cada homem passou a buscar a parte feminina perdida de si mesmo a fim de unir-se de novo com ela — e vice-versa.

A polarização sexual leva a buscar a união de uma maneira física específica: a conjunção com o sexo oposto. A polaridade dos princípios masculino e feminino também existe dentro de cada homem e de cada mulher. Assim como, do ponto de vista fisiológico, tanto o homem quanto a mulher possuem ambos os hormônios sexuais, assim também são eles bissexuais no sentido psicológico. Trazem em si as noções de receber e de penetrar, os princípios da matéria e do espírito.

A *Yoga do Amor* opera em todos os níveis: o físico, o emocional e o espiritual. Ela nos ensina que o amor compreende a dedicação à satisfação do conforto físico da outra pessoa, o aprendizado sobre como é a outra pessoa enquanto parceiro sexual e a descoberta do que agrada a essa pessoa, por meio da imaginação e da experiência. No nível emocional, ela nos mostra que a afirmação da nossa vida, da nossa felicidade, da nossa liberdade e do nosso crescimento pessoal fundamenta-se na nossa capacidade de amar, por meio da qual aprendemos a arte do carinho, do respeito e da responsabilidade. Por fim, no nível espiritual, a *Yoga do Amor* constitui o caminho do autoconhecimento através do ato do amor: o desejo universal de união com outra pessoa.

Esta seqüência final foi criada para promover um amor criativo e lúdico. De certa forma, nela culminam todas as seqüências anteriores; e, como vocês verão, ela é muito mais que a soma de suas partes.

1. UNIÃO

EFEITOS FÍSICOS

Esta seqüência deixará vocês abertos, relaxados e prontos para o amor. As posições eretas do começo servem para ancorar a energia; a parte em que vocês se inclinam para trás abre os pulmões, conduzindo a uma expansão maior e permitindo que vocês dois respirem de maneira mais completa.

O aspecto seguinte da seqüência, a posição deitada, fará com que você, ajudado pelo parceiro, alongue a coluna, os ombros e a região occipital do pescoço, isto é, a nuca. Nesta área costumam acumular-se toxinas e ácido úrico, que podem causar tensão. A ação de alongamento é excelente para eliminar a tensão nessa região.

Nessa altura o corpo estará preparado para um alongamento geral, que provoca uma abertura ainda maior. Trabalha-se numa extensão total de todas as articulações e músculos. Esta etapa compreende um movimento de abrir as pernas, que relaxa a região da virilha e a liberta da tensão, e uma FLEXÃO DO CORPO PARA A FRENTE, que alivia a rigidez e o acúmulo de tensão e desgaste na região dos rins e na parte inferior das costas.

A união é uma seqüência longa e contínua de posturas que resume a maior parte dos diversos movimentos feitos no decorrer do trabalho com este livro. Ela alonga o corpo inteiro e estimula todos os grandes órgãos. O espírito do livro se manifesta na União à medida que vocês vão desenvolvendo vagarosamente a seqüência: tonificando-se, distendendo-se, relaxando e, por fim, repousando nas posturas sensuais e íntimas que dão cabo ao exercício.

REFLEXOS EMOCIONAIS

Existem oito emoções principais: o amor e o ódio; a paz e a ira; a alegria e a tristeza; a tranqüilidade e o medo. Esta seqüência exercita as regiões do corpo que se relacionam com essas emoções.

Cada órgão do nosso corpo tem um aspecto emocional. Por exemplo, quando trabalhamos com o fígado, que é a sede da ira, nós podemos controlar a raiva e entrar num estado de paz. Do mesmo modo, o coração é a sede do amor; o medo está relacionado com os rins e a tristeza, com os pulmões. Fazendo o alongamento de maneira a estimular esses órgãos, nós controlamos os seus aspectos negativos e promovemos os positivos.

MEDITAÇÃO

Estamos repletos da força da criação

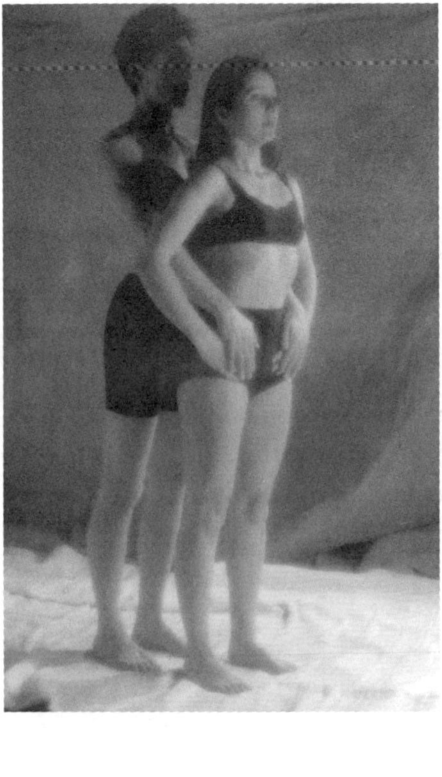

1. Fiquem um atrás do outro, separados por uma distância de cerca de 30 centímetros, os pés firmemente plantados no chão. O parceiro de trás põe suas mãos na frente da pelve do outro parceiro, levantando-a ligeiramente. Fiquem perfeitamente eretos, contraiam os músculos das coxas para levantar as rótulas e contraiam as nádegas.

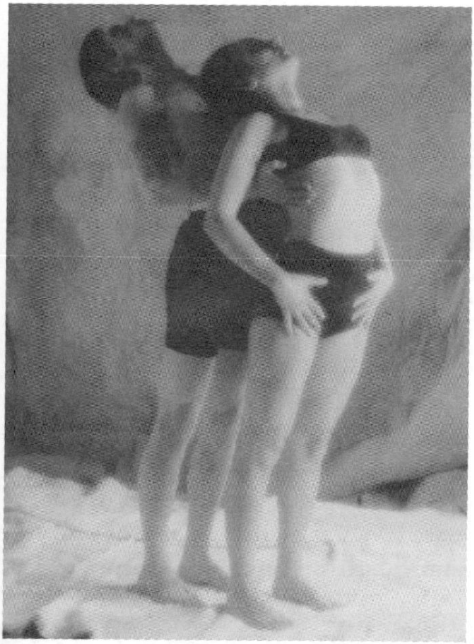

2. Alonguem-se para cima e para trás, abrindo o peito, aproximando as omoplatas da coluna e alongando o pescoço. O parceiro de trás apóia as costelas superiores do parceiro da frente. Fiquem nessa posição durante quatro ou cinco ciclos de respiração.

3. Então, mantendo os pés separados por uma distância equivalente à largura dos quadris, inclinem-se para a frente. O parceiro da frente flexiona os braços e deixa cair a parte superior do corpo em direção ao chão. O de trás inclina-se sobre o da frente e ajuda este a alongar-se, colocando a mão na parte superior da coluna dele. Fiquem nessa posição durante quatro ou cinco ciclos de respiração.

4. Repitam as etapas de 1 a 3, trocando de lugar.

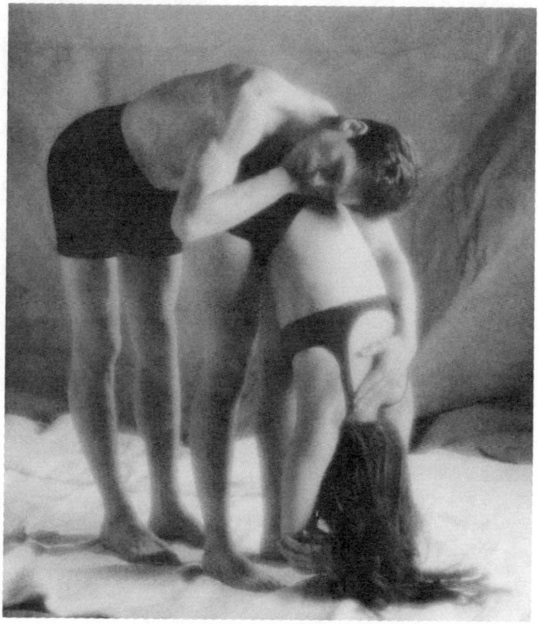

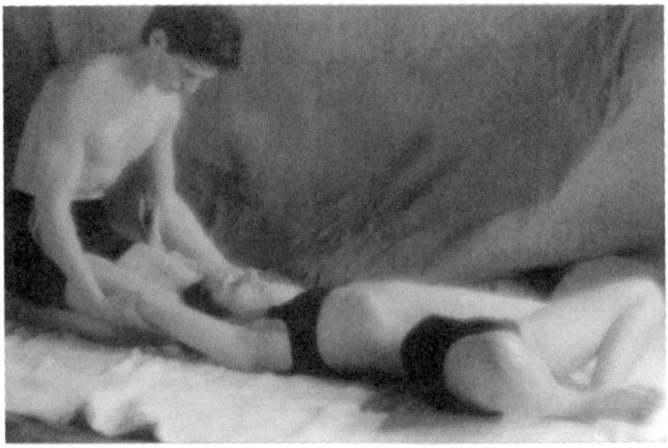

5. Deite-se com as solas dos pés unidas e aproximando os calcanhares da virilha. O parceiro de apoio senta-se sobre os pés atrás de você, pega você pelos braços e puxa-os firmemente para trás, alongando o seu corpo.

6. Arqueie as costas. Deixe o parceiro pôr as mãos sob os seus ombros e aproximar as suas omoplatas da coluna para levantar e abrir a parte de cima do seu peito. Fiquem nessa posição durante quatro ou cinco ciclos respiratórios.

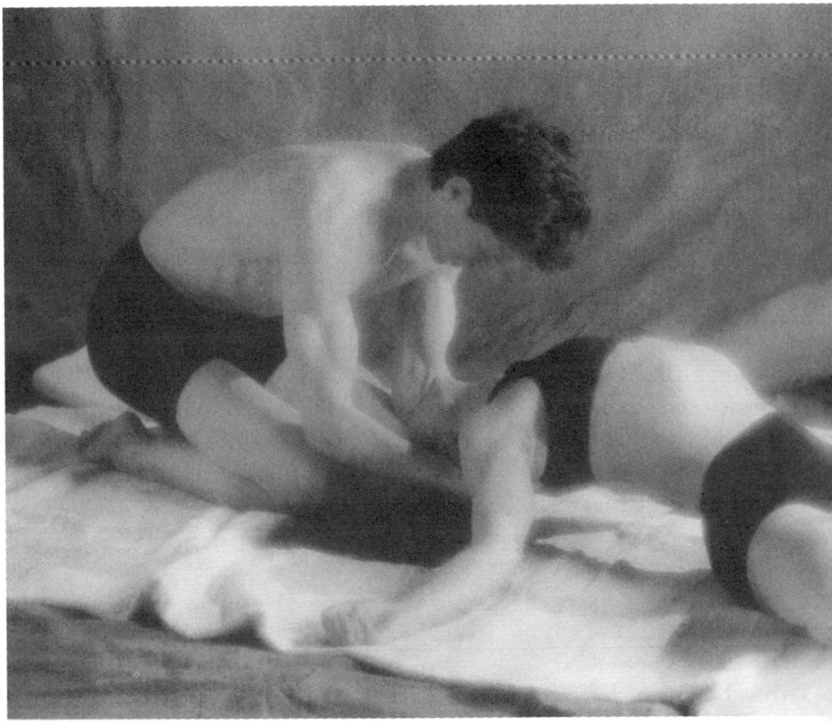

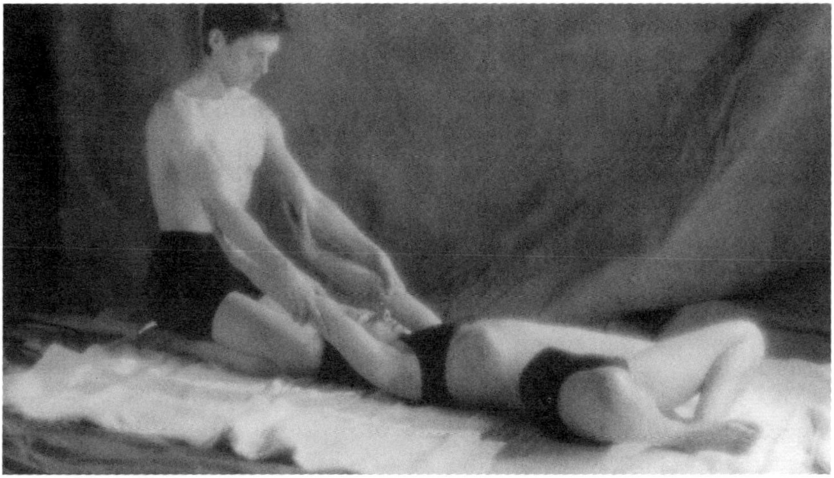

7. Volte à posição deitada e deixe que o parceiro puxe seus braços para trás da sua cabeça.

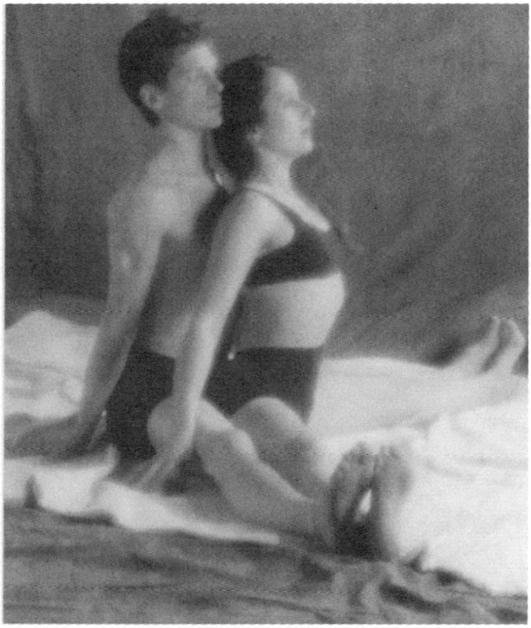

8. Sentem-se um atrás do outro com as pernas bem estendidas e totalmente abertas. Os joelhos e os dedos dos pés estão voltados para cima, os quadris do parceiro da frente colados à virilha do de trás. Ponham os braços ao lado dos quadris e alonguem totalmente as costas e a coluna, levantando as costas, aproximando as omoplatas da coluna e erguendo as clavículas. A garganta, a mandíbula e os olhos devem estar relaxados.

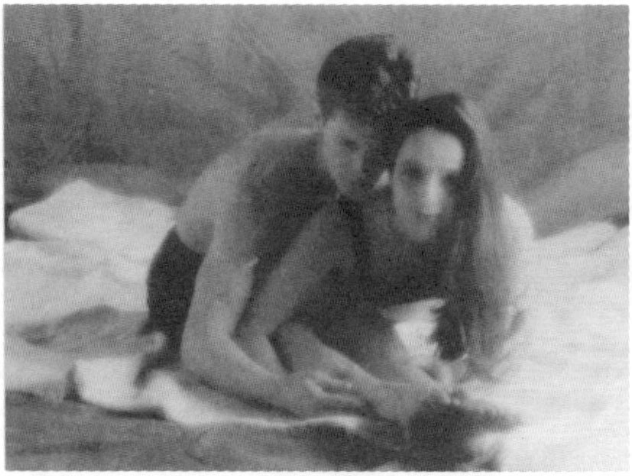

9. Girem o corpo para o lado direito, deixando-o sobre a perna. Deixem a perna esquerda estendida e girem ainda um pouco mais, inclinando-se na direção da perna direita. Ponham o quadril esquerdo para a frente e o direito para trás. Alinhem o osso esterno com a perna direita; sem levantar a nádega esquerda do chão, soltem o ar e deixem o corpo cair sobre a perna direita. Fiquem nessa posição durante quatro ou cinco ciclos de respiração.

10. Voltem à posição média, alonguem-se para cima e repitam o movimento do lado esquerdo. Fiquem nessa posição durante quatro ou cinco ciclos respiratórios.

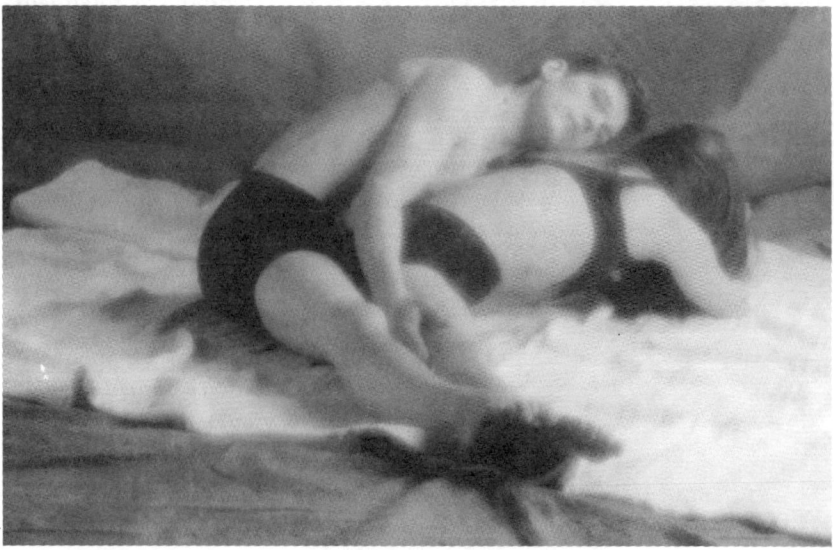

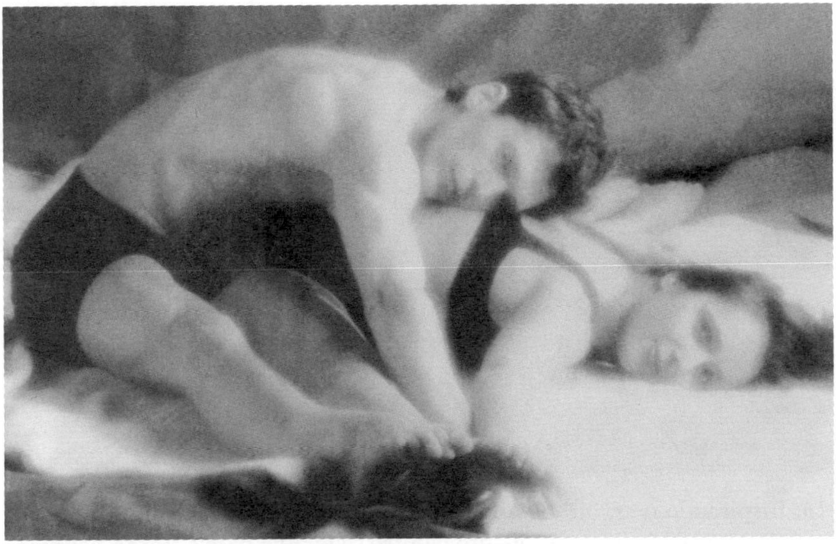

11. Voltem à posição média e, soltando o ar, inclinem-se ambos para a frente, deixando o corpo cair entre as pernas. A cintura e o peito se projetam para a frente. Fiquem nessa posição durante quatro ou cinco ciclos respiratórios.

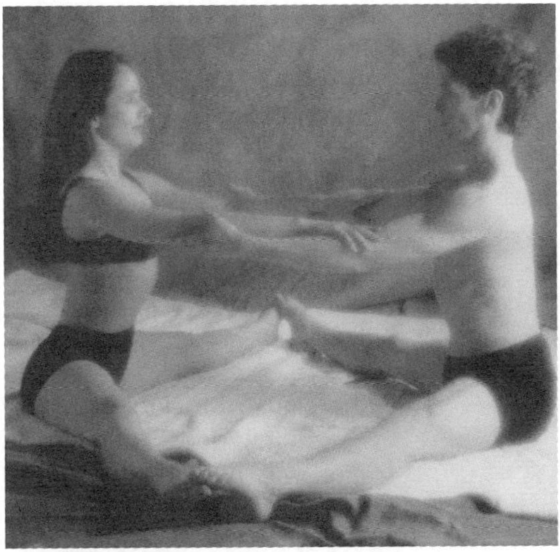

12. Agora sentem-se de frente um para o outro com as pernas bem abertas. Estendam os braços para a frente e segurem-se pelos antebraços. Concentrem-se em colar a parte inferior das pernas no chão, aproximar as omoplatas da coluna e levantar o peito.

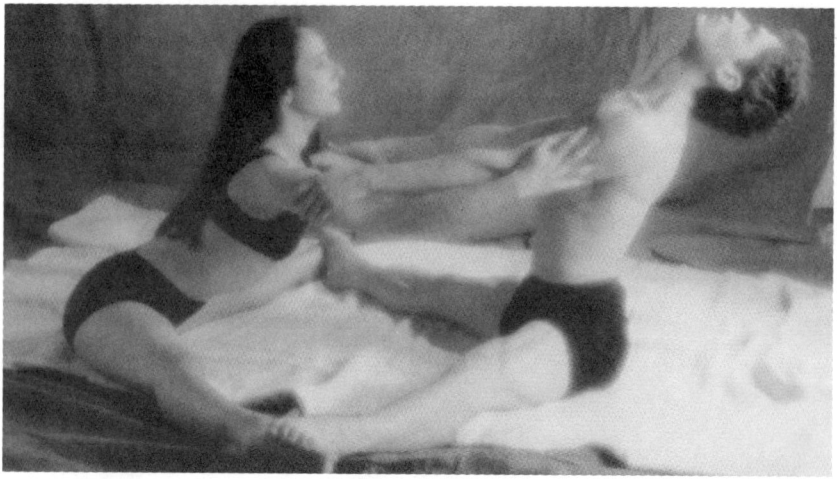

13. Inspirando o ar, um dos parceiros se inclina para trás a fim de abrir a parte superior do peito, enquanto o outro se inclina para a frente, segurando o parceiro pelos braços. O parceiro que está inclinado para trás deixa a cabeça cair nessa mesma direção, aproxima as omoplatas da coluna e levanta as clavículas. Fiquem nessa posição durante quatro ou cinco ciclos respiratórios.
14. Voltem à posição média e repitam o movimento, com o outro parceiro inclinando-se para trás. Fiquem nessa posição durante quatro ou cinco ciclos respiratórios.

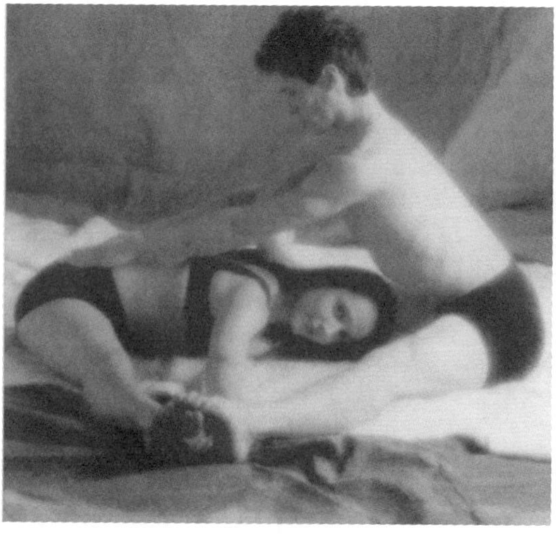

15. Voltem à posição média. Um dos parceiros inclina o corpo para a frente o máximo possível, auxiliado e apoiado pelo outro, que lhe aplica pressão sobre a coluna. Ambos os parceiros devem deixar as pernas bem abertas e permanecer nessa posição durante quatro ou cinco ciclos respiratórios. Façam o mesmo movimento com o outro parceiro inclinando-se para a frente.

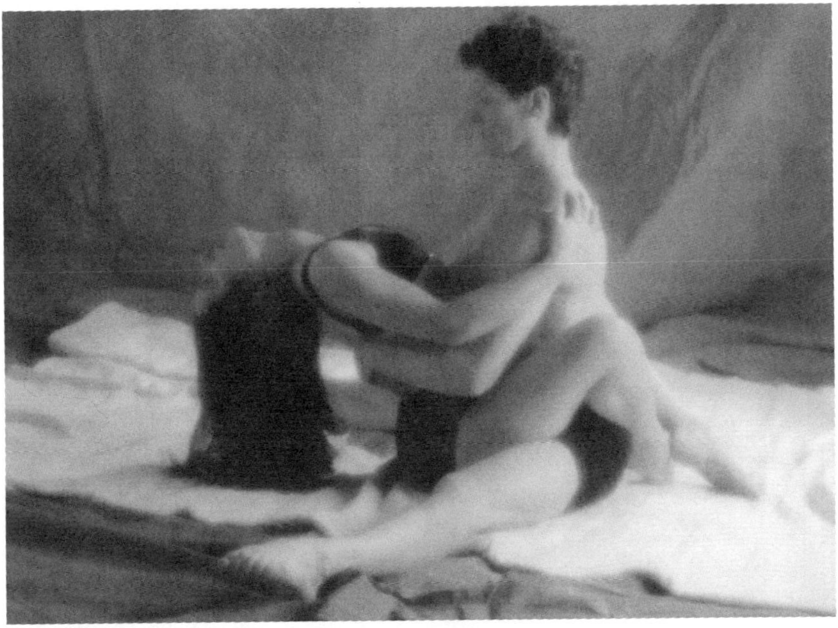

16. Agora um dos parceiros se aproxima do outro e o abraça com as pernas, enquanto o outro o segura pela cintura. Incline-se para trás enquanto o parceiro levanta as suas costelas inferiores. Deixe as omoplatas bem próximas da coluna e incline a cabeça para trás, levantando as clavículas. Fiquem nessa posição durante quatro ou cinco ciclos respiratórios.

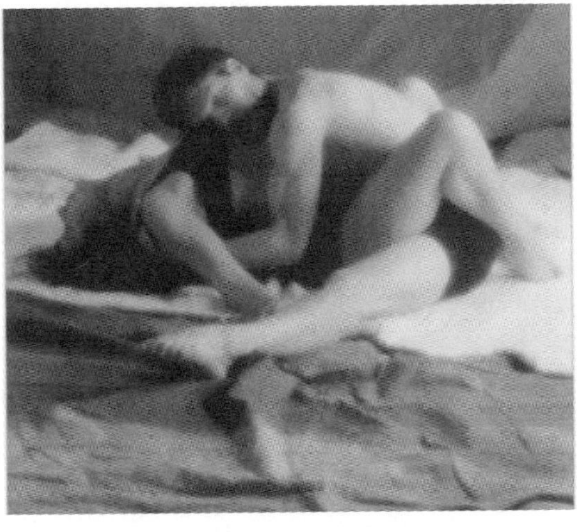

17. Sem deixar de segurar o seu parceiro pelas costas, lentamente baixe-o até o chão. As costas dele devem continuar arqueadas e o peito, levantado. Incline-se para a frente e repouse sobre o peito do parceiro, puxando-lhe as omoplatas para baixo. Fiquem nessa posição durante quatro ou cinco ciclos respiratórios.

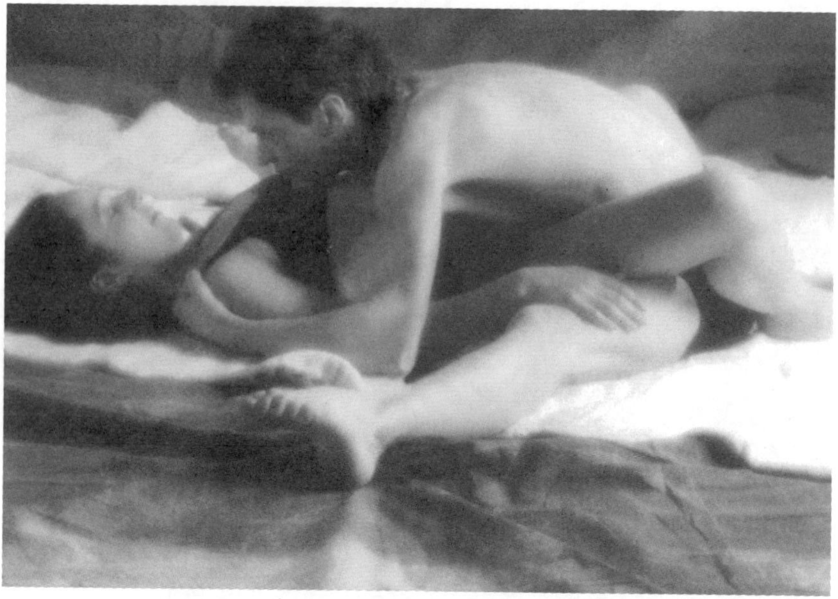

18. O parceiro que está por baixo alonga a coluna e relaxa o pescoço. O que está em cima alonga totalmente o tronco sobre o abdômen do outro. Fiquem nessa posição durante quatro ou cinco ciclos respiratórios.

19. Repitam as etapas de 15 a 18 invertendo os papéis e depois relaxem.

DICAS ÚTEIS

- Procurem fazer a seqüência de uma só vez do início ao fim transformando os movimentos num fluxo ininterrupto.
- Para obter o máximo benefício, exercitem-se lentamente. Mudem de uma posição para outra sem movimentos bruscos; não se esforcem demais. O mais importante agora é estar junto com o parceiro nos movimentos e alcançar o melhor resultado possível sem um desgaste demasiado.
- Se no início vocês não conseguirem a abertura total nos movimentos, não se preocupem. Com o tempo isso acontecerá, na medida em que a *Yoga do Amor* passar a fazer parte da rotina de vocês.

O NOVO SEXO

Por meio da prática da *Yoga do Amor*, muitos casais com quem trabalhamos perceberam que o sexo não é somente uma coisa agradável, mas é também a nossa maior força criativa. Ele toca e inspira nossa vida e nos afeta emocional, física e espiritualmente. Alguns casais foram além e começaram a estudar o tantrismo — o novo sexo —, que proporciona um meio prático de desenvolver a união sexual como caminho para a união do corpo e da mente.

As origens do tantra são obscuras, mas certamente remontam ao hinduísmo. Sua prática se baseia em quatro pilares de sabedoria: a yoga, a respiração yogue, a meditação e o ritual. No centro da filosofia tântrica está a idéia de uma forma sutil de energia que anima todas as formas de matéria, inclusive os seres humanos. Como dissemos no Capítulo 5, o tantra afirma que essa energia, chamada "prana", circula em todos nós.

A respiração yogue nos ensina a controlar o prana e armazená-lo no corpo. A yoga em geral nos mostra como transformar essa força vital em força corporal, vitalidade e nutrição para as diversas partes do corpo. Também a meditação dá a sua colaboração. Assume em geral a forma de uma recitação na qual cada som é uma espécie de energia dotada de uma qualidade vibratória singular; da concentração num yantra, um desenho geométrico que simboliza uma divindade; ou da contemplação de uma mandala, um diagrama místico que significa a totalidade das coisas, expressando os processos psicológicos de desdobramento e integração.

O sexo tântrico usa o ato de fazer amor, associado às posições da yoga, à respiração, à meditação e aos rituais, para transformar a energia sexual numa força vital e vitalizante que promove a saúde, o bem-estar e, no limite, permite uma experiência da divindade. Trata-se de uma arte que nos habilita a sentir o quão ilimitado é o nosso potencial e a divindade que mora dentro de nós: a sacralidade do sexo. A *Yoga do Amor*, portanto, é uma porta que se abre para a beatitude extática. Não é necessário que vocês sigam em frente; mas, se vocês o quiserem, deixem que a arte do tantrismo os oriente no caminho.

PARA CONTINUAR A INVESTIGAÇÃO: LEITURAS E SEMINÁRIOS

Os autores recomendam enfaticamente os seguintes livros para que você prossiga em seus estudos:

YOGA

B. S. Iyengar: *Light on Yoga* (Unwin Hyman, 1966). [*A Luz da Ioga*, publicado pela Editora Cultrix, São Paulo, 1986.]

Mira Silva e Shyam Mehta: *Yoga: The Iyengar Way* (Dorling Kindersley, 1990).

Sivananda Yoga Centre: *The Book of Yoga* (Ebury Press, 1983).

RELACIONAMENTOS

Erich Fromm: *The Art of Loving* (Allen & Unwin, 1957).

Michel Foucault: *The History of Sexuality*, 3 volumes (Penguin Books, 1979).

Ray Grigg: *The Tao of Relationships* (Bantam, 1989).

Dra. Maryon Tysoe: *The Good Relationship Guide* (Piatkus Books, 1995).

MEDITAÇÃO E CONTROLE DO *STRESS*

Paul Wilson: *Instant Calm* (Penguin Books, 1995).

A CONCEPÇÃO TÂNTRICA E TAOÍSTA DOS RELACIONAMENTOS SEXUAIS

Mantak Chia e Maneewan Chia: *Healing Love Through the Tao: Cultivating Female Sexual Energy* (Healing Tao Books, 1986).

Mantak Chia e Maneewan Chia: *Taoist Secrets of Love: Cultivating Male Sexual Energy* (Healing Tao Books, 1984).

Mantak Chia e Maneewan Chia: *Taoist Ways to Transform Stress Into Vitality* (Healing Tao Books, 1985). [*Métodos Taoístas para Transformar Stress em Vitalidade*, publicado pela Editora Cultrix, São Paulo, 1999].

Se você quiser obter mais informações acerca de seminários e fitas de vídeo, escreva para os autores aos cuidados da Smith Gryphon Publishers no endereço a seguir, incluindo em sua carta um envelope selado e endereçado a você:

Smith Gryphon Publishers
12 Bridge Wharf
156 Caledonian Road
London N1 9UU